シャンプーをやめると、髪が増える

抜け毛、薄毛、パサつきは〝洗いすぎ〟が原因だった!

角川書店

シャンプーをやめると、髪が増える

―抜け毛、薄毛、パサつきは〝洗いすぎ〟が原因だった！―

はじめに

ある年、北里《きたさと》大学病院の形成外科の新年会に出席したときのこと、数人の医師たちが私をとり囲み、「髪が増えたんじゃないか?」「ツンツン立ってるけど、何かつけてるの?」などと、短く刈り込んだ私の髪をふしぎそうにのぞきこむのです。

実際、私の髪は増えました。１本１本が太くなり、本数も増え、そして、髪にコシが出たおかげか、以前はムースをつけなければパラパラと落ちてきた前髪が、指で軽くなでつけるだけで、ツンツンと立ちあがるようになったのです。

特別な養毛剤や育毛剤を使ったわけではありません。特別なマッサージをしたわけでもありません。ただ、シャンプーをやめて、水で髪を洗うようになっただけなのです。

50代でシャンプーを断って、水洗髪に切り替えました。大成功でした。シャンプーをやめて7年になりますが、髪が増えただけではなく、シャンプーをしていた頃は夕方ともなるとベタついて、加齢臭までしていたのが、いまではベタつくこともなければ、ニオイが気になることも皆無です。私の頭皮も髪の毛も、水洗髪のおかげで、いたって清潔な状態が保たれているのです。

一説では、日本人の1900万人もの人が薄毛に悩んでいるそうです。たしかに、電車に乗ったときに、座っている人たちの頭を、立って上からながめていると、薄毛の人が多くなったように感じます。若い男性も、中年の女性もスカスカの薄毛で地肌が見えている方が多い気がします。

もし薄毛が増えているとしたら、ストレスの多い社会であることや食生活の変化といったこともあるでしょうが、いちばんの原因はシャンプーだと私は考えています。

最近のシャンプーには40種類近い化学物質が含まれているものも珍しくありません。それら化学物質が毎日毎日、頭皮の10万個もの毛穴から入り込み、毛根を傷めつけているのです。このような毛根から生える髪が太く、長く成長できないとしても、ふしぎではありません。

また、シャンプーは洗浄力が強く、皮脂を根こそぎとりさります。そのせいで皮脂腺が発達して、髪へいくはずの栄養がこの皮脂腺に吸いあげられてしまうことも、薄毛をまねく大きな要因です。

花王東京研究所は2006年日本薬学会で次のような発表をしています――。

3～69歳の男女延べ1063人に頭皮の実態調査をしたところ、約7～8割にフケや紅斑など、なんらかの頭皮症状があり水分蒸散やアミノ酸溶出、有核細胞率が高いことがわかり、角質バリア機能が弱まっていることを示していた、というものでした。

これらはまさにシャンプーによって当然引き起こされると考えられる弊害であり、その弊害が現実に、しかも、きわめて高い頻度で起こっているという証拠をシャンプー会社みずからが明確にしている研究発表として、注目すべきだと思います。

このようにシャンプーの弊害は明らかです。そのシャンプーをやめさえすれば、弊害はゼロになり、当然、髪にも頭皮にもさまざまな「ご利益」がもたらされます。

本書では、なぜ脱・シャンプーで髪が増えるのか、そして、途中で挫折《ざせつ》すること
なく脱・シャンプーに成功するためにはどうしたらよいのか、つまり、脱・シャン
プーの理論と実践について詳しく書きました。男女を問わず、年齢も問わず、ひと
りでも多くの方に読んでいただき、そして、ひとりでも多くの方が即刻、シャンプー
をやめて水洗髪に切り替え、健康な頭皮と毛髪をとりもどされたら、これほどうれ
しいことはありません。

最後の章では、からだも顔も水だけで洗う脱・せっけんについてとりあげました。
脱・シャンプーに成功したら、脱・せっけんにも乗りだしていただきたいからです。
頭皮という皮膚にとって水洗いがよいなら、当然、からだや顔の肌にとっても水洗
いがいいのです。私の知り合いで脱・シャンプーを始めた人のほぼ100％が、か
らだも水だけで洗っています。脱・シャンプー、脱・せっけんは、肌と健康にとっ
て、自然で最高のケア法であることを、ぜひ実感していただければ幸いです。

2013年8月　宇津木龍一

目次

はじめに 03

第1章 脱・シャンプーで髪が増えた——私たちの場合 17

赤い発疹から始まった 18
気がついたら、ノン・シャンプー歴7年 21
毛が太くなった！ 22
「禿げリスト」から外れる!? 26
枕がにおわなくなる 28

第2章　シャンプーで禿げる理由　31

シャンプーをつかうほど、皮脂量が増える　32
新陳代謝の衰えにより、皮膚が薄くなる　34
頭皮が薄いと「根」が張れない　37
毛根幹細胞にダメージを与える「細胞毒性」　41
指定成分は有害指定成分だ！　45
防腐剤が常在菌を殺す　47
毛髪を傷めるシャンプー　49
10万個の毛穴から化学物質が入る！　52

皮膚は「排泄器官」 55
「ノンシリコン」にだまされるな 56
「ベビー用」にだまされるな 59
髪がサラサラとなびくのは、干からびているから 60
人間のからだは奇跡の集合体 62

第3章 美髪をとりもどす実践宇津木流・水洗髪 69

脱・シャンプー、髪への6つのご利益 70

その1　皮脂腺が縮むため、髪へ十分な栄養がいく　70
その2　毛髪をつくる大本、「毛根幹細胞」が元気になる　71
その3　頭皮が厚くなるので、毛が根を深く張れる　72
その4　常在菌が増えるため、頭皮が「健康&清潔」になる　73
その5　皮脂が髪に残って、「整髪力」がつく　74
その6　ベタつきとニオイが解消する　75
髪以外にも2つのご利益　76
その1　白目がきれいになる　76
その2　脱・シャンプーで肌まで健康に　77
「5つの心配事」はクリアできる　81
その1　「不潔」とは無縁　81

その2　不快なニオイは消える　82
その3　ベタつきは最初のうちだけ　84
その4　かゆみはおさまる　85
その5　フケは「適量」になる　86
さあ、始めよう！　水洗髪の基本　88
始めるタイミングは？　88
頻度は？　90
水の温度は？　91
指使いは？　92
乾かすには？　93
水洗髪のより高みへ　5日に1回に挑戦　97

悩んだときの対処法 99
どうしてもベタつきが気になるなら 99
シャンプーが恋しいなら、「純せっけん＋クエン酸」 101
ニオイが気になるときは 103
ブラッシングのすすめ 104
フケが気になるならワセリン 106
異常なフケなら皮膚科へ 109
洗髪以外で気をつけたいこと 112
スカルプマッサージは「やさしく」を守る 112
ヘアダイは肌に最悪 113
カツラをかぶると、薄毛が進む 117

ひげは何もつけずに剃る 118
脱毛と勘違い男 120
体験者の声が続々！　脱・シャンプー物語 122
「ベトベト頭皮」は根性で乗りきる 123
一気にやめるのがいちばん 127
染めるかわりに、せめて脱・シャンプーを 130

第4章　からだこそ、「水洗い」が基本です 135

脱・せっけんで肌がすべすべに 136
老人性乾皮症は「水洗い」で治る 140

皮脂は美肌の大敵 143
外科医の手は不潔？ 145
「不潔」が人を丈夫にする 147
水は偉大だ 150
トイレのあとも、手は水で洗うだけ！ 154
消毒液はナンセンス 156
わきのニオイにはミョウバンが効く 158
便も尿も水できれいに流せる 161
足だって、常在菌に活躍してもらおう 163
かかとの手入れ 165
塩は最高の入浴剤 167

顔も水でやさしく洗おう 168
ファンデーションは純せっけんで落とす 170
男こそ絶対にスキンケアをするな！ 173

図版作成　根岸伸江
デザイン　伊地知明子

第1章

脱・シャンプーで髪が増えた
——私たちの場合

赤い発疹から始まった

私の恩師である元北里大学形成外科教授は1か月に1回しか髪を洗いません。その1回もシャワーの湯でちょこちょこっと流すだけで、シャンプーなどいっさい使わないのです。

その教授は医師としての腕や知識はもちろんのこと、医学以外のことにも大変博識で教養のあるとてもカッコいい紳士です。また、常識人でもあります。私は医学部の学生の頃から尊敬し、あこがれてもいました。

でも、髪は洗わない。ついでにいうと、からだも月に1回シャワーで流すだけです。この点にかんしてだけは、先生らしくなく、ふしぎに思っておりました。ただし、教授の髪がにおったことは一度もありません。ホントににおわないのです。ふしぎといえばふしぎですが、当時の私は深く考えることなく、毎日せっせとシャンプーをしてリンスをつけて、世間一般の「常識人」の暮らしを続けていたのです。

脱・シャンプーのきっかけは、アレルギーでした――。

私の髪は細くてコシがなく、サラサラしていて、何もつけないでいると、前髪がパラパラと落ちてきます。いい歳した大人がサラサラの前髪をおろしたままで職場へ通うのは、少々気が引けますので、ムースを使って髪をまとめていました。

最初に異変があったのは、40歳の頃です。ひたいの生えぎわに赤いプチプチが現れて、ムースが使えなくなりました。仕方なく他の整髪料に切り替えたけれど、しばらくするとまた赤いプチプチが現れます。何度かこのようなことをくりかえして、最後には、ワセリンを毛先だけにつけてしのぐようになりました。ちなみに、ワセリンとは石油を蒸留した残渣《ざんさ》から得られた油を、さらに精製したもので、いわば純粋な油ですから、かぶれはまず起きません。

そうこうするうちに、下着類が着られなくなりました。パンツをはくと、ウエストのゴムにそって肌が帯状に真っ赤になり、かたく板状にふくれてきます。異常にかゆくてかきむしりたい状態でした。妻がどこからか「純せっけんで洗うといい」

という話をききつけて、衣類はすべて純せっけんで洗うようになり、それ以来、かぶれは見事にピタリとやみました。

「犯人」は合成洗剤だったのです。

残る問題は手術着でした。手術着は病院で一括して洗います。もちろん使う洗剤は、合成洗剤です。合成洗剤に「汚染」された手術着が肌に直接つかないように、家で純せっけんで洗った下着をつけるのですが、8時間以上の手術ともなれば、汗をかきます。ぬれた下着をとおして、手術着に付着した合成洗剤の成分が肌にしみこむのか、ジンマシンのような、もこっとふくれた赤い発疹《ほっしん》が現れて、猛烈なかゆみにおそわれるのです。

これでは手術にも支障が出かねません。仕方なく手術着の下にステテコのようなものを着ることにして、ようやく「手術着問題」は解決しました。

整髪料と合成洗剤によるひどいアレルギーを経験した私は、自分の使っているものが、からだに、とてつもない悪さをしているのではないかと感じるようになり、シャンプーやリンスやトリートメントにも疑いの目を向けるようになりました。

気がついたら、ノン・シャンプー歴7年

髪は短いほうが好きで、ずっと短く刈り込んでいました。

ある日、妻が私のひたいをのぞきこみながら、「ええー？」と、なんだかいやな声を出し、そして、いったのです、「地肌が光っている……。ずいぶん毛が薄くなったねー」。妻はなおもひたいをのぞきこんだまま、「髪を伸ばしたら、地肌のテカテカも少し隠れると思うけど」。

仕方なく髪を伸ばすことにしました。

たまたま、シャンプーやリンス、トリートメントにも害があるのではないかと、含まれる成分について調べだした頃でした。いろいろ調べていくうちに、シャンプーには強力な界面活性剤や発がん性物質、ホルモンを撹乱《かくらん》する成分など、あやしげなものがたくさん含まれていることがわかってきました。

こんな気持ちの悪いものを頭につけていたのか……。私は恐ろしくなって、シャンプーもリンスもやめて、水だけで洗うことにしたのです。

あれから7年、今日にいたるまでただの一度もシャンプーを使っていません。あれ？　なしでもいけるぞ、もう少しいけるぞ、とシャンプーを1日のばしにしているうちに、気がついたら7年たっていたという感じです。

二度とふたたびシャンプーは使わないぞ、と意気込んで挑んだわけではなく、シャンプーを使わないと、どんな感じになるのか少しためしてみよう、くらいの軽い気持ちで始めたのですが、水だけで洗っているうちに、その心地よさと快適さにしだいに魅了されて、気がついたら身も心も、元へは戻れなくなっていました。

毛が太くなった！

からだに悪いものは使いたくない。ただそれだけの理由で、どちらかというと軽い気持ちで始めたシャンプー断ちは、想定外のうれしい結果をいくつももたらしてくれました。中でも最大級の成果が、薄毛が改善されたことです！

細くて、たよりなかった猫っ毛の1本1本が太く、しっかりとしてきました。実際、指で髪にふれると、力強いコシや弾力がはっきりと感じられます。しかも、少なくとも前頭部にかんしては、髪の本数が増えました。髪が密集して生えているのがわかります。美容室でも、洗髪してくれた美容師に、宇津木さんの髪はとてもコシがあって、しっかりしていますね、といわれました。それまで、そんなことをいわれたことはなかったのですが。

髪が太くなり、本数も増えたので、地肌がテカテカと光る心配は、もはやありません。だから、髪も思いきり短くできるようになりました。短くすると今度は、職場などで、宇津木さんの髪はハリネズミのようにすごい勢いで逆立っているけど、毎朝、何か使っているのですか？　と聞かれたりしました。

髪が増えるという、この喜ばしい現象は、シャンプーをやめて3年ほどたって現れましたが、それ以外でも、わずか3か月ほどで目立ってきた変化もあります。髪自体に「整髪力」がついてきたのです。整髪料をつけなくてはパラパラと落ちてきた前髪が、指で軽くなでつけるだけで立ちあがるし、その髪形が長時間保たれるようになりました。しかも、べたつくわけでもなく、快適な整髪ができるようになったのです。

水だけで洗っている分には適量の皮脂が髪に残るので、それが「天然の整髪料」として毛髪をコーティングするようになったのでしょう。髪には本来、整髪力がそなわっていることをはじめて知りました。

整髪力がついて3か月もたたないうちに、つまり、シャンプーをやめて半年もたたないうちに、これまた注目に値する変化が起きました。

毎日せっせとシャンプーしていた頃は、シャンプーしていたにもかかわらず（じつは、シャンプーをしていたから、こ、そ、ですが）、夕方には髪がひどくベタついて、それがにおっていました。「脂ギッシュ」プラス、加齢臭？　これでは中年のオヤジそのものです。

しかも、猫っ毛の髪がベタつくのですから、ますますボリュームがなくなってペチャンコになり、薄毛がいっそう強調されていました。

ところが水で洗うようになって、ベタつきがだんだん感じられなくなり、ニオイもしなくなってきたのです。以前はよく、「あなた、ちょっとにおう」といっていた妻からも、「あれ、におわなくなった」と太鼓判を押されました。

長く連れ添った夫婦だからこその「正直な物言い」です。正直な物言いをする妻から太鼓判を押されたのですから、これは信じてよいでしょう。

それにしても、いったいなぜ整髪力がつき、ベタつきやニオイが消え、なにより髪が太く、しっかりとしてきたのか。それについては、のちほど解説しましょう。

髪をめったに洗わない恩師を、私は変人としてみなしていましたが、いまになって、自分の認識不足だったことを思い知らされています。

うれしいことに、私のまわりにはシャンプーをやめた人たちが何人もいます。そのうちの2人の話をここで紹介しましょう。あなたの気持ちが脱・シャンプーに大きく傾くことを期待しつつ！

「禿げリスト」から外れる!?

東京は西麻布《にしあざぶ》に、カウンターだけの小さな和食のお店があります。8人も客が入れば満席です。魚はすべて天然もの、水ナスの1本漬けがおいしく、とりたてのタケノコは香ばしく、そして、店のマスターは、スポーツで鍛えた引き締まったからだの、長身のイケメンです。ただ、髪の毛は少々薄かった……。

そのマスターが30代前半の頃に中学の同窓会に出席したときのこと、25人ほどの男性の中にひとり、「かなりいっちゃっている」同級生がいたそうです。

「ひたいが後退して、頭頂部もほとんど髪がなかったんです。で、『その次は、あいつ』とささやかれたのが、このぼくでした。2番目に禿《は》げるのはあいつ、という意味です。たしかに鏡を見ると、ヤバイ感じで、とくに、前髪のあたりが、スケスケなのが気になりましたね」

ちなみに、父上も禿げていらっしゃるそうです。

5年ほどまえマスターは医師である奥様とともに、医局の新年会に出席しました。月に1回、それも水でしか髪を洗わない老教授（例の私の恩師です）がいるという話を以前、知人から聞いてはいたのですが、その老教授の姿を会場で目のあたりにして仰天したそうです。

「80歳前後なのに、ぼくより髪がフサフサだったんです！　あの先生に違いない、と思った瞬間、五木寛之《いつきひろゆき》さんのことが頭に浮かびました」

そして、マスターは思ったそうです。波打つほどの毛量を誇っている五木寛之さんも、シャンプーしないって聞いたよな。ツイッターやフェイスブックにシャンプーの界面活性剤が悪い、とか、シャンプーを使うと禿げる、といった書き込みがあったよな。よし、ぼくもシャンプーをやめよう！

会場を出るときには、マスターの心はすでに決まっていたといいます。以来5年がたちますが、一度としてシャンプーを使ったことはなく、すべて、水洗髪。

「あっという間に終わる水洗髪は快適で、爽快《そうかい》で、なんの不都合もありません」

しかも、いつの頃からか、久しぶりに店にみえたお客さんや10年来通う美容師さんから、あれ、髪、増えたんじゃないの？　などと声をかけられるようになりました。

「実際、自分でさわってみても、根元のあたりがしっかりとしてきた感じがしたし、スケスケだった前髪もかなり密になってきた気がしました」

先日、マスターは同窓会に出席しました。髪の毛、増えてるじゃん、とあちこちから声がかかり、「その次は、あいつ」の候補から完全にはずされていたといいます。

枕がにおわなくなる

知人女性から聞いた、彼女のパートナーの男性の話です——。

食品会社に勤めている彼は、37～38歳の頃から薄毛が気になりはじめました。

「頭皮用の洗浄ブラシなどを買ってきたり、いろいろためしてみたけれど、効果は感じられなかったみたいです。で、職場に髪がフサフサの同僚がいて、あるとき、なんでそんなにフサフサなんだ？　とたずねたそうです。すると、おまえはな、シャンプーなんか使っているからフサフサにならないんだよ、と」

同僚のこのひとことと、そして、一緒に暮らす彼女の「シャンプーの界面活性剤はからだに悪いのよね」の言葉がつながった瞬間でした。彼はすぐにシャンプーをやめたといいます。あれから5年、ずっと水洗いでとおしてきました。

「猫っ毛で、フニャッとしていた彼の髪がしっかりしてきたし、いまでは刈りたての芝生みたいにつやつやしてます。以前は、頭皮が透けて見えていたけれど、ずいぶん、よくなったみたいです」

シャンプーをやめるよりもまえに、彼のオヤジくささが気になりだしていた彼女。

「枕などもにおっていました。加齢臭でしょうね。ところが、シャンプーをやめてから、少しずつそれが消えていって、いまは枕も、頭からもいやなニオイがしません」

シャンプーをやめたことで薄毛が改善されたうえに、加齢臭も解消されたのは、私だけではなかったのです。

第2章

シャンプーで禿げる理由

シャンプーをつかうほど、皮脂量が増える

髪が太くなった、コシが出てきた、本数も増えた気がする、とにかく髪が濃くなった……。私を含めた経験者たちが、シャンプーをやめて水だけで洗うようになったら、髪が健康になり、薄毛も改善されたと実感しています。

では、なぜそのようなうれしい変化がもたらされるのか。それは、シャンプーが毛髪の健康を損ない、その成長を阻害する最大の原因であるからにほかなりません。シャンプーをやめれば、この最大の原因がとりのぞかれるから、毛髪は健康になって、スクスクと成長し、薄毛も改善されるというわけです。

この章では、シャンプーが髪や頭髪にどのような弊害をもたらして、薄毛の進行を速めてしまうのかをじっくりとみていきましょう。

私はそのいちばんの原因は「皮脂腺《ひしせん》と皮脂」にあると考えています。

シャンプーをしすぎた人の頭皮を顕微鏡で見ると、よく毛穴のまわりの皮膚がクレーター状に陥凹《かんおう》しています。このくぼみは、慢性的な炎症によって穴の周囲の真皮が溶けてしまったものと思われます。

シャンプーをしすぎれば、皮脂腺が大きく発達し、発達した皮脂腺からは、皮脂がジュクジュクと出てくるようになります。

なぜなら、シャンプーで頭の皮脂をすっかり洗い落としてしまうと、皮脂が不足してきます。そのため、皮脂を大量につくって補わなければならなくなり、したがって、皮脂腺が大いに発達するのです。

皮脂腺が発達しすぎると、毛髪にとってきわめて不都合なことが起きます。

38ページのイラストにあるように、毛根は毛細血管から栄養をもらい、その栄養を使って細胞分裂をくりかえすことで髪が太く、長く成長していくわけです。

ところが、皮脂腺が発達しすぎると、毛に供給されるはずの栄養の多くが皮脂腺へいってしまい、そのため、毛は栄養不足の状態におちいってしまいます。そうなれば、髪が十分に成長できなくなることはいうまでもありません。太くて長い毛が減って、逆に、細く、短いうぶ毛のような毛が増えることになるのですから、髪は当然、まばらになり、薄毛への道をたどることになります。

実際、ふつうならひとつの毛穴に太い毛が2～3本生えているところが、大きく発育しすぎてしまった皮脂腺でいっぱいの毛穴では2～3本の毛を養うことができなくなり、初期では1本が、進行するにつれて2本、そして3本全部が、うぶ毛みたいな細い毛に変わっていきます。毛がまったくないように見える、完全に禿《は》げた頭でも、うぶ毛になってしまった毛は残っていることが多いものです。

新陳代謝の衰えにより、皮膚が薄くなる

形成外科医の私は、よく手術で頭皮の一部を切開しますが、ときどき、「なんだ、これは?」と目を疑うほど薄い頭皮に遭遇します。ふつうの人の半分の厚さもないのです。

頭皮が極端に薄い人には、ヘアケアについてたずねます。すると、ほとんどの人が潔癖性で、とくに念入りにシャンプーをしていた人でした。1日2回も3回もシャンプーをしていたり、たっぷりシャンプーをつけて5分も10分も洗い続ける習慣があったり、1日1回であっても、その1回に2度シャンプーをしていたりします。ちなみに一般には知られていない、高価で特殊なシャンプーを使っていたりといった人が多い傾向もみられました。あまり人がやらないようなヘアケアを続けている人に限って猫っ毛といわれる、コシのない、細くてやわらかい髪をしていて、薄毛に悩んでいる方が多いようです。

シャンプーのしすぎは頭皮を確実に薄くします。そして、頭皮が薄くなれば、髪はかならず細く薄くなります。

では、シャンプーをしすぎると、頭皮が薄くなるのはなぜか。ほとんどのシャンプーは、強力な洗浄効果を持つ界面活性剤でできています。これによって頭皮のバリアをこわして、頭皮の新陳代謝を衰えさせるためです。

頭皮も含め、皮膚の表面には外部からの異物の侵入を食いとめ、皮膚内部の水分の蒸発を防ぐ「バリア機能」があります。バリア機能を構成しているのは、アミノ酸を主成分とした水溶性の天然保湿因子を含む、死んだ角質細胞と、その細胞同士を接着させている、セラミドが主成分の脂溶性の細胞間脂質で、このふたつが交互に積み重ねられてレンガとモルタルでできた壁のように、強固なバリアを形づくっています。

この強固なバリアを壊滅的に破壊するのが、シャンプーに大量に含まれている界面活性剤です。シャンプーに含まれている界面活性剤は、バリア機能を形成している角質細胞内の天然保湿因子と油溶性の細胞間脂質のどちらも溶かして、バリアを破壊します。バリア機能が失われれば、保湿できなくなるので、水分がどんどん蒸発していって、頭皮は乾燥し、干からび、細胞の再生ができなくなります。

失われたバリア機能が再生するには、健康な皮膚で3～4日はかかります。ほとんどの日本人が毎日シャンプーしていますし、人によっては朝晩2回もしています。これでは、再生しかけたそばから、シャンプーの洗浄力でこわしていくことになり、頭皮はますますはげしく乾燥して干からびてしまい、潤うひまがありません。

頭皮の表面がこのような「砂漠状態」では、その下の、細胞が生まれる基底層での新陳代謝が止まって、新しい細胞は生まれにくくなります。つまり、頭皮は細胞不足におちいって、その厚みがしだいに失われて薄くなっていくわけです。

頭皮が薄くなれば、どうなるのか。うぶ毛のような髪しか生えなくなって、薄毛への道をまっしぐらに進むことになります。

頭皮が薄いと「根」が張れない

では、頭皮が薄くなれば、なぜうぶ毛のような髪しか生えなくなるのでしょう。

頭皮は毛髪にとって「畑」のような存在で、毛髪は「作物」にあたります。畑の土が減って厚みがなくなれば、作物は十分に根を張ることができません。根を張ろうとしても、すぐにかたい砂利か岩盤につかえてしまいます。そして、根が十分に張れなければ、作物は十分に成長できません。

毛根のつくり

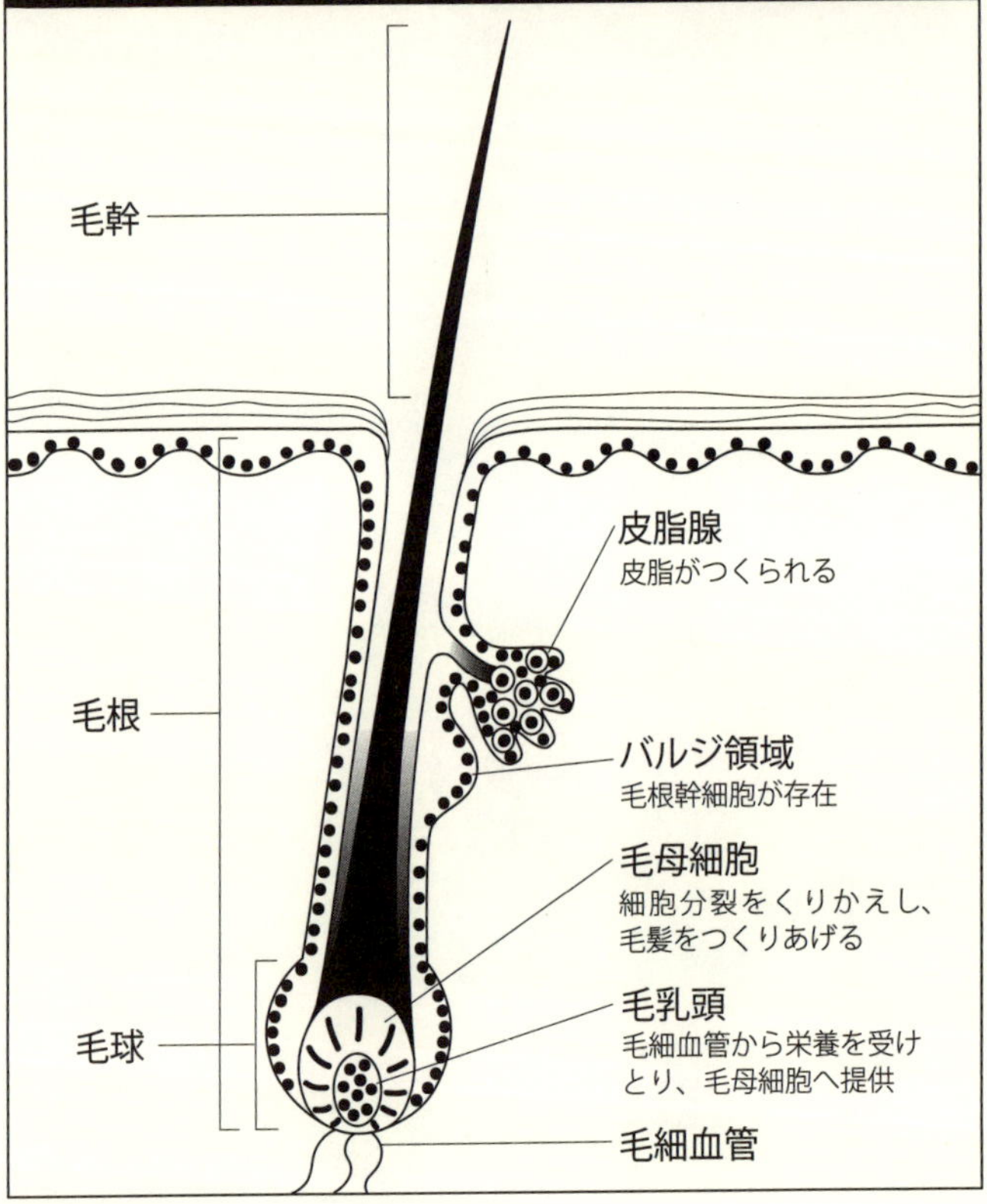

■毛《もう》根《こん》幹《かん》細《さい》胞《ぼう》（毛の種）のある部位

皮脂腺の下の、ふくれた部分がバルジ領域といわれる、毛根幹細胞のある部位です。毛球では毛母細胞がさかんに分裂して毛髪をつくっていますが、その毛母細胞や毛球をつくるのが、バルジ領域にある毛根幹細胞です。毛根幹細胞のあるバルジ領域は毛球よりも浅い部分にあるため、シャンプーやリンスなどの成分の影響を毛球以上に受けやすくなります。

ヘアサイクル

毛髪は一定の長さになったら寿命が尽きて抜けおち、そこからまた新たな毛髪が生まれて育ってくる。毛髪のこの生と死のくりかえしをヘアサイクルという。

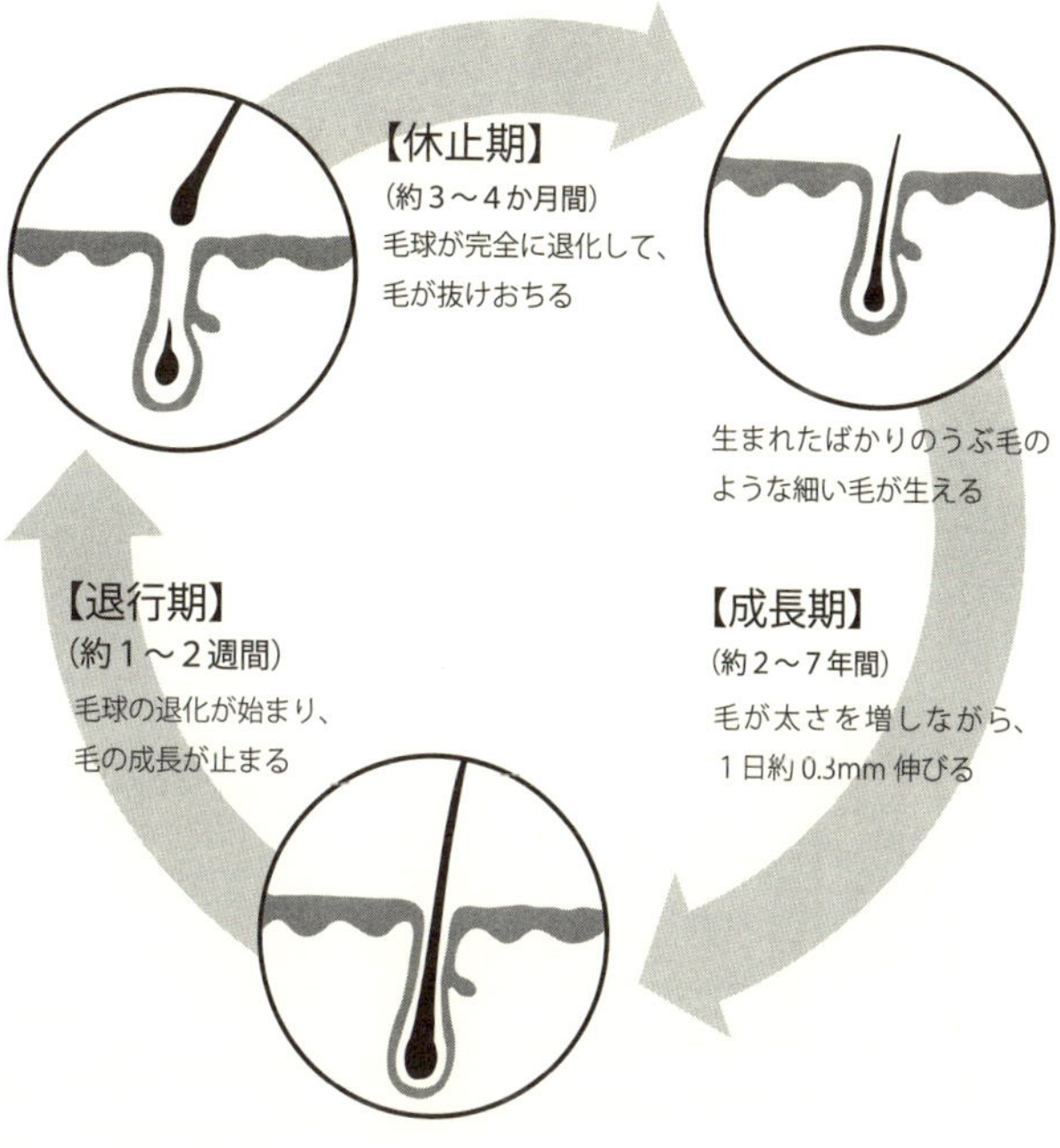

【休止期】
（約3～4か月間）
毛球が完全に退化して、
毛が抜けおちる
生まれたばかりのうぶ毛の
ような細い毛が生える
【成長期】
（約2～7年間）
毛が太さを増しながら、
1日約0.3mm伸びる
【退行期】
（約1～2週間）
毛球の退化が始まり、
毛の成長が止まる

■1日100本の抜け毛は正常範囲

私たちの頭には10万～15万本もの髪が生えています。1本1本の毛髪はそれぞれが独立したヘアサイクルを持っているので、いっせいに髪が抜けることはありません。成長期の髪は頭髪全体の約85%、休止期の髪は約15%弱を占めていて、このことから計算すると、1日に平均50～100本の髪が自然に抜けることになります。つまり、1日に100本ほど抜けるのなら正常な範囲といえます。

頭皮が薄くなったときも、このイメージを思いうかべていただけばわかりやすいでしょう。

勢いのある毛髪は、頭皮より上では太く、長く育って伸びていき、毛根は下へ下へと「根」を伸ばしていきます。ほとんどの毛根は、成長とともに真皮を突きやぶって、脂肪組織の下にある頭の骨の近くまで深く根を伸ばします。このように根をしっかりと皮膚深くまで伸ばすことができてはじめて、太く、かたく、長い毛髪へと成長できるのです。

ところが、シャンプーをしすぎて、頭皮が薄くなると、脂肪組織の下は硬い頭蓋《ずがい》骨《こつ》ですから、毛根が根を伸ばしたくてもつかえてしまって、それ以上伸ばせません。深さ60㎝あった畑の土が30㎝に減って、その下が岩盤だったら、大根やごぼうだって根を十分に張れるわけがありません。それと同じことです。

毛根が十分に成長しなければ、そこから伸びる毛髪は細くて、やわらかくて、短い、うぶ毛のような状態になってしまいます。こうして、すべての毛髪が「うぶ毛化」の方向に向かえば、薄毛がどんどん進行することはいうまでもありません。

シャンプーは頭皮をはげしく乾燥させることで細胞の新陳代謝を衰えさせて、その厚みを減少させ、その結果、薄毛をまねきます。

これだけでも驚きですが、調べていくと、シャンプーの害にはさらなる恐しさがひそんでいることがわかります。

シャンプーの持つ強い「細胞毒性」です。

毛根幹細胞にダメージを与える「細胞毒性」

顕微鏡で見ると、頭皮がつるつるでキメがまったくなく、しかも、皮脂腺のところでもふれましたが、毛穴のまわりが月のクレーター状に大きく深く掘れてすり鉢のようになっている人がいます。

このようなクレーターはあごひげなど、シャンプーをしない他の部分の毛穴のまわりでは見られませんし、また、シャンプーをしていない人や、していてもその回数が圧倒的に少ない人では、毛穴のまわりはまったいらになっています。

ということは、このクレーターはシャンプーのしすぎによってできたと考えてよさそうです。

シャンプーの界面活性剤には非常に強い「細胞毒性」があることが、すでに科学的に証明されています。この細胞毒性の長年の影響が、クレーターの原因だと私は考えています。細胞毒性とは、細胞自体に直接ダメージを与えて死滅させたり、何らかの害をおよぼしたりする毒性のことをいいます。

つまり、すり鉢状のクレーターは、毒性の強いシャンプーが毛穴の中に浸透して毛穴を刺激して炎症を起こし、それが何年も続いた結果、毛穴の周囲のコラーゲンや組織がなくなって、穴があいたものと思われます。

毛の周囲の組織がとけてなくなったので、ちょうど畑の大根のまわりの土がなくなると、大根が育たなくなるように、毛もやせほそってしまっているのです。

では、シャンプーの細胞毒性が毛髪にはどのような害をもたらしているのでしょう。

皮脂腺の少し下のふくらんだ部分、バルジ領域に毛根幹細胞《もうこんかん》が存在していることが、研究で明らかになりました（38ページ）。毛母細胞《もうぼ》が分裂して毛髪はつくられていきますが、この毛母細胞や毛球をつくっているのが、バルジ領域の毛根幹細胞なのです。

毛母細胞は頭皮から3～4㎜の深さにありますが、毛根幹細胞はわずか1～2㎜、ほとんど表面といっていい場所にあります。3～4㎜の深さではシャンプーが直接つくことはありませんが、1～2㎜の深さではシャンプーがダイレクトにしみこんできます。つまり、毛髪をつくるうえでもっとも重要な毛根幹細胞が、細胞毒性にさらされることになるのです。

毛根や頭皮がシャンプーの細胞毒性におかされれば、毛は発育できません。毛が生えてこなくなったり、生えてきても、うぶ毛のようなものになったりします。

人間の皮膚には旺盛《おうせい》な再生力がそなわっていますので、毛根が細胞毒性にさらされて傷ついても、やがて回復しますが、回復しても回復しても、毎日、次から次にシャンプーがしみこんでくるのです。このような状態が10年、20年と続けば、いずれ毛根の細胞は死にたえて、まったく毛が生えてこない毛穴が増えてきてもふしぎではありません。

細胞毒性が怖いのは、その害がすぐには現れない点です。長期間、さらされてようやくその弊害が顕在化するのが、細胞毒性の恐ろしさといえます。たいていの国では国家機関が食べものや薬品、化粧品などについて人体への安全性を調べたうえで認可しています。

ところが、厳しいとされるアメリカのＦＤＡ（食品医薬品局）でさえ、基礎的な実験の期間はせいぜい6か月間ですし、日本では数か月にすぎません。シャンプーは何十年間と使いつづける商品であるにもかかわらず、10年後はおろか、わずか1年後、2年後の安全性すら調べられることも確認されることもないまま、野放しにされてきているのです。

指定成分は有害指定成分だ！

化粧品やシャンプーなどには、よく指定成分とか、無添加という成分表示がみられました。指定成分とは、旧厚生省がアレルギーや接触刺激、発がん性などがあるものとして、表示を義務づけた成分のこと、ようするに「有害指定成分」ですね。ヨーロッパでの指定成分の数は約５０００、アメリカでも約８００にのぼりますが、日本はわずか１０２でした。いかに日本の基準が甘いかがわかります。

「無添加化粧品」などと書かれていると、さも安全なような感じがしてしまいますが、これは、ヨーロッパの約５０００の指定成分、アメリカの約８００の指定成分のどれかが含まれていたって、「無添加」なのですから、うっかり信用できません。そんな消費者をだますようなことが、問題にもならずに容認されていること自体が、本当にいい加減な領域だと怒りを感じてしまいます。

そして、２００１年にはこの指定成分の表示義務すらもなくなりました。かわりに、配合しているすべての成分を多い順に表示することが義務づけられました。すべてを公表するのだから、いいことだと思われるかもしれませんが、将来何か大きな弊害があることがわかっても「全部わかったうえで納得して買って使ったのだから、すべては消費者の自己責任」ということになります。

しかも、多く含まれる順にただ並べられているのですから、シャンプーやリンス、ヘアケア商品、化粧品などは、一般の消費者には有害物質含有なのか、そうでない物質か区別がつきにくいという、危険が野放しの無法領域の商品という感じがします。われわれは、一般に販売されている商品について、長期的な安全性は調べられていないことを認識し、長期の安全性が確立しているかいないかを、自分で判断していく必要があります。

防腐剤が常在菌を殺す

シャンプーが頭皮や毛根に与える害は、ほかにもあります。頭皮の常在菌を殺してしまうことです。

頭皮には数多くの常在菌が棲《す》みついていて、この常在菌が皮脂や汗を食べて、酸性の物質を代謝しています。そのおかげで頭皮は弱酸性に保たれ、雑菌やカビなどの侵入から守られています。

常在菌は私たちの頭皮を病原菌から守り、健康に、そして、清潔に保っている、かけがえのない「護衛部隊」であり、「同志」なのです。

いっぽう、シャンプーにはパラベンなどの強力な防腐剤が入っています。もう何年もまえからわれわれ形成外科医には消毒液で傷を消毒する習慣がなくなりました。しかし以前、傷の消毒に使っていた消毒薬ですら蓋をしないで置いておくと、数週間で雑菌が入って白濁することがありました。

ところが、シャンプーもリンスも開封してから数年たってもカビも雑菌も繁殖せず、腐ることはありません。シャンプーなどの防腐剤に使われるパラベンなどの殺菌力は、傷を消毒するときの消毒薬よりもはるかに強力なのです。

したがって、シャンプーに含まれる強力な防腐剤は、頭皮の常在菌も当然、弱らせ、殺します。殺されずに生き残った常在菌はすぐに増えて頭皮全体をおおいますが、それでも毎日毎日殺しつづけていれば、常在菌がしだいに減っていくことはさけられません。

常在菌が減ってしまった頭皮からは、ふつうなら常在菌に守られているおかげで、めったに感染することのないマラセチアといったカビやさまざまな雑菌がつくようになります。たとえばマラセチアは脂漏性皮膚炎の原因菌で、頭皮が脂漏性皮膚炎にかかると、患部の毛穴や皮膚が損傷を受けてしまい、多かれ少なかれ、髪の成長の妨げになります。

毛髪を傷めるシャンプー

ここまでは、毛髪の「土壌」にあたる頭皮や毛根に与えるシャンプーの害について述べてきました。けれど、それだけではなく、シャンプーは頭皮から出ている毛髪自体も傷めつけます。

頭皮から出ている毛髪は死んだ細胞（角化した細胞）で構成されていて、ケラチンというタンパク質がその主成分です。１本１本の毛髪はふつう3層構造になっていて、いちばん外側にあるのが「キューティクル」です。かたい透明の細胞が鱗《うろこ》状に重なりあって形成されていて、汚れをはじめ外界の異物の侵入をくいとめ、また、髪内部の水分などの蒸発を防いでいます。その内側にあるのが、コルテックスとメデュラといわれる組織です。

このような毛髪の１本１本を、その根元から毛先までコーティングしているのが、皮脂腺から分泌される皮脂です。毛がきしんだり、もつれないですむのは、皮脂が毛髪をコーティングしているおかげです。

シャンプーの界面活性剤は強力な洗浄力によって、この大事な皮脂をきれいさっぱりとりさります。皮脂という天然のコーティングを失ったキューティクルは乾燥してめくれあがり、内部のコルテックスやメデュラも損傷を受けます。

でも、リンスやトリートメントをつけておけば安心、と思われるかもしれません。たしかにリンスやトリートメントは、傷んでめくれあがった鱗状のキューティクルの隙間にくっつきますし、髪をコーティングするので、しっとりつるつるにもなります。けれど、皮脂ほどすぐれた働きはできません。

皮脂はオレイン酸などの脂肪酸、トリアシルグリセロール、スクワレン、コレステロール、ワックスといった、じつに多くの種類の脂性成分で構成されています。皮脂と名づけられてはいますが、本質は毛脂というべきで毛をメンテナンスするためにそなわっています。油脂は空気にふれると、酸化しますが、皮脂を構成する脂性成分は酸化するまでの時間がそれぞれ異なります。頭皮に出てきてすぐに酸化する脂もあれば、長い時間、酸化することなく残るものもあるわけです。

酸化物や過酸化物などは水に溶けるので、水で洗っていると酸化しやすい脂性成分から順に脱落していきます。ロケットが発射後、何段か切り離していくような感じですね。こうして、最後まで残り、毛先まで守り続けるのが、皮脂の脂性成分の中でもかたくて、水にも流れにくいワックスなのです。ワックスはおそらく1年も、2年も毛の表面にとどまって、毛先を守りつづけていると思われます。

酸化した油脂はただの水で洗いさえすれば流れおちるので、頭皮を酸化物で傷めることはありません。毛髪を健康に保つために、シャンプーを使う必要はまったくないのです。

いずれにしても、皮脂は時間の経過にともなって、毛髪を守る脂性成分を変えていくようにプログラムされているのです。なんともうまくできています。リンスやトリートメントにはこのマネはとうていできません。このすばらしい皮脂をわざわざシャンプーでとりさって、かわりに、皮脂より劣るリンスやトリートメントをつける必要がいったいどこにあるのでしょう。

10万個の毛穴から化学物質が入る！

シャンプーの害が薄毛や禿げ頭といった現象にのみ限定されるとしたら、ある意味、さほど深刻な問題ではないかもしれません。ところが、シャンプーにはそれだけでは終わらない不気味さがひそんでいます。なぜなら、シャンプーには全身の健康を蝕《むしば》む可能性のある化学物質がたくさん含まれているからです。

ある大手メーカーのシャンプーのパッケージに記載されている成分一覧を数えてみたら、36個ありました。頭皮には約10万個の毛穴があります。しかも、それらの毛穴は、からだの他の部分の毛穴にくらべてはるかに大きい、特大サイズなのです。これらすべての物質が、シャンプーのたびに頭皮にすり込まれ、約10万個の特大の毛穴からいっせいに吸収されていくのですから、考えただけでぞっとします。

ワケのわからない物質が36個も含まれているシャンプーを、あなたは舐《な》めて味見できますか？　気持ちが悪くて舐められませんよね。舐められないものを皮膚につけてはいけません。いえ、たとえ舐めたり食べたりできても、ものによっては皮膚につけることのできないものもたくさんあります。

なぜなら、口に入れたものなら唾液《だえき》や胃液などによって、有害なものは下へ下へと押しながされますが、皮膚は排泄《はいせつ》器官ですので、このような自浄作用を持っていません。ヤマイモは、食べるのは平気ですが、すりおろすときに肌にふれると、かぶれてしまう人が多いのは、よい例でしょう。

皮膚につけるものは、口に入れるもの以上に気をつけなければならないのです。皮膚は毛穴や汗孔（汗の出る汗管の出口）などのある穴だらけの器官といえます。その穴からは、さまざまな成分を直接吸収してしまいます。

この性質を利用したのが、消炎鎮痛テープやステロイドテープなどの、皮膚に貼る薬です。皮膚に貼っておけば、テープにしみこませてある薬の成分が毛穴から徐々に皮膚に入りこみ、血液とともに全身をめぐって、効果が発揮される仕組みです（もちろん、皮膚にはバリア機能があって、異物が簡単には入りこめない仕組みになっています。そこで、バリアをこわすために、経皮吸収促進剤等を混ぜてもちいます)。
シャンプーの主成分は界面活性剤ですから、皮膚のバリアをすぐに破壊し、皮膚に浸透してしまいます。つまり、消炎鎮痛剤やステロイド剤などが毛穴から吸収されるように、シャンプーに含まれるさまざまな化学物質も洗髪している間に頭皮の毛穴から吸収されるのですし、すすぎきれずに残ったシャンプーの化学物質は洗髪後も毛穴から吸収されつづけます。

1回の洗髪でシャンプーをつけて洗っている時間を、かりに2分間としましょう。毎日毎日シャンプーで洗っていれば、1年間で合計730分、12時間以上もの間、頭皮や髪をシャンプーに浸していることになります。

それを10年(120時間、5日間)、20年(240時間、10日間)、30年(360時間、15日間)と続けていたら、それはもう薄毛にもなる、禿げにもなる、そして、病気にもなるでしょう。シャンプーには発がん物質による発がんや、ホルモン作用をもつ成分による卵巣嚢腫《のうしゅ》や甲状腺腫、子宮内膜症、不妊などのリスクがあるともいわれています。

人間のからだにはデトックスなどの防衛能力がそなわっていますので、その防衛能力を必死で発揮させて、なんとかもちこたえてはいるでしょうが、それにも限界はあります。

皮膚は「排泄器官」

シャンプーという行為は、シャンプー以外にリンスやトリートメントとセットで使うのがふつうです。リンスやトリートメントにも当然、界面活性剤や防腐剤をはじめさまざまな化学物質が含まれています。たいていの人がシャンプーは熱心にすすいでも、リンスやトリートメントはさっとすすいで終わりにしているので、シャンプー以上に弊害があります。

そもそも、毛穴を有する皮膚は汗や皮脂などを体外へ出す「排泄器官」です。からだの中のものを外へ出すために存在する穴であり、外から何かを入れるためのもものではありません。何かを受け入れるようにはできていませんから、口や胃のような自浄作用をそなえていないわけです。

排泄のための毛穴や汗孔にシャンプーやリンスやトリートメントをこすりつける行為は、食べものを口からではなくお尻から浣腸《かんちょう》して入れているようなものです。

それでもなお、あなたは、頭皮という皮膚にシャンプーをつけて洗いたいでしょうか？

「ノンシリコン」にだまされるな

ノンシリコンシャンプーが大流行です。大手のドラッグストアへ行くと、ノンシリコンの文字が躍り、ノンシリコンシャンプーが大量に山積みにされています。

シリコンはケイ石という鉱物を原料にした化合物で、私が唯一肌につけてもよい油脂と考えているワセリンよりも、さらに害が少ない、比較的安全な物質です。シャンプーできしんでしまう髪も、シリコンを入れておくことで、なめらかに、指どおりよく洗いあげられる、などといわれていました。

そのシリコンを悪者にして、ノンシリコン以上に害のあるシャンプーがいかにも安全であるかのようなイメージをつくりあげていますが、このようなイメージに踊らされてはいけません。比較的安全なシリコンを排除しながら、界面活性剤やパラベンといった有害な化学物質はしっかりと配合しているのですから。

とはいえ、シリコンであっても、長期間にわたり使いつづければ、肌や健康にダメージを与える可能性は十分にあります。

シリコンはケロイドの治療薬としても使われています。ケロイドとは何かというと、ケガややけど、手術などで深いキズや、浅くても広い範囲のキズができると、それを埋めようと、コラーゲンが集まってきます。コラーゲンが過剰に集まりすぎると、皮膚がふくらみ赤みをともなって、少しずつ大きくなり、傷痕《きずあと》になります。これがケロイドです。

シリコンのシートをケロイドや肥厚性瘢痕《ひこうせいはんこん》（腫《は》れてあかくなった傷痕）に貼った

り、シリコン軟膏をつけたりすると、時間とともに蓄積したコラーゲンを減らしていく働きがあります。

しかし、シリコンのこの作用は健康な肌にとっては、やっかいです。コラーゲンは皮膚の真皮層にあって、皮膚全体に弾力を与えている大切な線維です。このコラーゲンがシリコンによって減少すれば、皮膚は弾力を失ってしまい、シワができたり、肌がたるんできたりします。

この点では、ノンシリコンのシャンプーは頭皮にいいといえるかもしれません。でも、くりかえしますが、シリコンは使っていなくても、さまざまな有害物質が含まれていることにかわりはなく、シリコン入りであれ、ノンシリコンであれ、髪のためにはもちろん、肌と全身の健康のためにも1日も早く、シャンプーはやめるべきです。

「ベビー用」にだまされるな

ベビー用のシャンプーも売られています。

「ベビー用」の文字を見れば、肌にやさしいのだろう、と思うかもしれませんが、ベビー用シャンプーが肌にやさしいという根拠はどこにもありません。ベビー用にも界面活性剤や防腐剤は堂々と使われていますし、ベビー用も大人用も、その毒性はほとんど変わらないというのが、医学的な常識といえます。

そんなシャンプーを赤ちゃんに使うなど、とんでもない話です。界面活性剤だらけのシャンプーで落とす必要のある汚れなど、赤ちゃんの髪にも頭皮にもついていません。お湯で洗うだけで、ちゃんと落ちます。

大人でも健康のためにシャンプーを使うべきではないというのが、私の持論ですが、せめて赤ちゃんに使うのだけはやめていただきたいと思います。つきたてのおもちのようなやわらかな新生児の肌はもちろん、乳児や幼児の肌でも、バリア機能が完全にはできあがっていません。そのため、界面活性剤などを大人よりもずっと多く吸収してしまうのです。

髪がサラサラとなびくのは、干からびているから

風になびくサラサラの髪の毛を美しいと人々が感じるようになったのは、いつの頃からでしょう。おそらく、昭和40年代にシャンプーのコマーシャルがテレビで大量に流れるようになってからのことだと思います。かくして、現代人のシャンプー使用率はほぼ100%といわれています。

昔は、美人の条件のひとつが「カラスの濡《ぬ》れ羽色」の髪でした。カラスの濡れた羽根は、つややかに光り、漆黒をしていて、光線によっては、その一部が玉虫色に光ったりします。そのような髪を日本人は美しいと感じていたのです。その美しさ

を強調するために、クシで梳《す》いて、椿油などの油脂が少量使われたものです。

この日本古来の黒髪の美を求めるならば、むしろシャンプーは使わないほうが、カラスの濡れ羽色のような自然な光沢を放つ、美しい髪を手に入れることができます。皮脂に含まれるワックスなどが毛の1本1本をしっかりコーティングするからです。シャンプーを使わなければ、油脂をつける必要もないでしょう。

皮脂で毛がコーティングされていれば、キューティクルの「鱗」ははがれることなく、ぴたっと閉じて「整列」します。すると、髪は受けた光をきれいに反射して、つややかに輝くわけです。

皮脂はまた、毛をたがいに寄りそわせる役目もしていますので、油脂や整髪料を使わなくても髪を整えられますし、そよ風が吹いたくらいで髪が舞うこともありません。

いっぽう、最近の髪の美しさは、風になびく、サラサラの髪ということになっています。これは、皮脂がうばわれて乾燥し、カサカサに干からびた状態です。キューティクルもあちこちではがれていますが、トリートメントという糊《のり》でくっつけてごまかして、髪がゴワつくのを防いだり、つややかに見せたりしているだけです。皮脂という「整髪料」を失った髪は、たがいに寄りそうことはなく、そよ風にもふわふわとなびきます。

以上が、風になびくサラサラヘアの実態です。人間が自然界で生きる動物であったなら、サラサラの干からびてしまった毛では、雨露も寒さも防げないので、死滅してしまうでしょう。

たがいに密着しあうことのない、干からびた髪を美しいと感じるようになってしまったのは、くりかえし見せつけられるシャンプーの大量のコマーシャルによってそう信じこまされ、マインドコントロールされているためと私は考えています。

人間のからだは奇跡の集合体

テレビでコマーシャルをしているから、医師が雑誌ですすめていたから、政府機関が認めているから……。そういった理由で、人はなんら疑うことなく安全性を信じこみがちです。しかし、指定成分のところでもふれたように、安全性についての国の基準からしてかなりいい加減なものなのです。

そもそも人類はいまだ、命がなぜ、どのようにつくられ、どのように活動しているのか、といった基本的なことすら解明できずにいます。生命の神秘はまだほとんど解明されていないのです。それどころか、ひとつの疑問が科学的に解明されると、さらに何倍ものわからない問題が新しく出てくるというありさまです。

私たちは細胞ひとつの生命活動のメカニズムすら完全には説明できないでいます。なのに、ほんの一部わかっている知識にもとづいて健康にいいとか、皮膚や髪にいいとか判断することは、ときに危険ですらあります。

いま巷《ちまた》はヘアケアをはじめ、さまざまな健康法や美容法の情報であふれかえっています。このような情報の洪水に流されたり、だまされたりすることなく、自分の頭で考えて、自分なりに判断するためにはどうしたらよいのか。人体とは？　いきものとは？　生きるとは？　といった視点に立ちかえってみることだと思います。

すると、多くの場合、答えがおのずからみえてくるはずです。

たとえば、人体は奇跡の集合体であるという視点です。

人体の針の先ほどのかけらにも、また、毛の1本にすら、たくさんの細胞の生命が宿っています。人体は毎日、それら細胞を生かしつづけながら、新しい細胞を生みだし、古い細胞をこわすという生命現象を続けています。それらたったひとつの細胞ですら、その生命現象と生命活動は奇跡としかいえないほど巧妙で、緻密《ちみつ》な構造とバランスによって成り立っているのです。

頭皮にしても奇跡です。それ自体が「自家保湿因子」をつくりだして、みずから潤っていて、しかも、その自家保湿因子は人間が人工的につくりだした保湿クリームなど足元にもおよばない高い保湿力を誇っているのですから。

また、頭皮や毛髪は、自然界にあるごくふつうの水で洗えば、それだけで酸化した皮脂の汚れもニオイもきれいさっぱり落ちるようにできています。人工的につくったシャンプーをわざわざ使わなくても、ちゃんと清潔に、快適に暮らせるようにできているのですから、感動すら覚えます。

人体は奇跡の集合体、ほぼ完璧《かんぺき》につくられているから、へたに手を加えるとかえって完璧さが損なわれる――。このことを基本的な考え方に据えれば、髪も頭皮も、シャンプーやリンスやヘアクリームやムースなどで下手にいじくらないほうがいいという答えが、おのずから導きだせるでしょう。

人間も動物の一種であり、基本的に他の動物となんら変わりがない――。この視点も自分で判断するときの助けになります。

野生の動物はせっけんで洗っているわけではなく、水浴びをしているだけなのに、いえ、水浴びをしているだけだから**こそ**、つややかで、美しい毛並みを保っているのです。となれば、水だけで洗うだけでもとくに問題は起こらないのではないか、さらに、水だけで洗うほうがむしろ毛のためにはいいのではないか、という発想すら生まれます。

野生の動物に限らず、身近にいる犬のことを考えてもいいでしょう。犬を毎日シャンプーで洗っていたら確実に、皮膚病になります。

犬の全身の毛と、人間の頭の毛との間に基本的な違いはありませんが、人間よりもはるかに密に毛穴があるので、人よりシャンプーの害を受けやすいのです。犬を毎日シャンプーしていたら皮膚病にかかるのなら、人間も毎日シャンプーで洗っていたら、頭皮を確実に傷めるにちがいありません。

もうひとつ、何事においても欲張りすぎないことです。欲張りすぎてはロクなことがありません。強欲資本主義と同様、「強欲ヘアケア」はいつか手痛いしっぺ返しを受けます。

そんなふうに欲張りすぎて、あれこれヘアケア商品を買ってはつけているうちに、頭皮がダメージを受けて、髪が薄くなってしまうのです。

日々、歳をとり、老化現象がすすんで髪も徐々に薄くなっていくのは、自然の摂理ですから、髪を増やそうなどと欲張らずに、いまの状態を維持することに専念したほうがよいのです。そして、たとえば20年たっても、髪がまったく減っていなかったら、ヘアケアとしては大成功です。

シャンプーをやめ、リンスやヘアトリートメントもやめ、ムースもやめた私は、3年後に自分の髪が増えてきたのを実感しました。増やそうなどとは思っていなかったのですから、これこそ「無欲の勝利」かもしれません。

それ以前は、何十年間もシャンプーやリンスの類《たぐい》やムースなどで頭皮を傷めつけてきたせいで、年齢以上に薄毛が進行していたのだと思います。頭皮に悪いものをすべてやめて、水だけで洗うようになって3年間ほどで、ようやく頭皮が健康な状態に戻ったのでしょう。自分の髪が増えたと感じたのは、年齢相応の状態にやっと戻っただけのことだったと思います。

それにしても、皮膚の再生力にはあらためて驚かされました。人体はやはり奇跡の集合体です。その奇跡的な力を人体に最大限発揮してもらうには、その能力を阻害する行為を排除していくことがいちばん効果的な方法で、それ以外によい方法はありません。

シャンプーを、リンスを、ムースを排除する……。つまり、水で洗うだけの方法がベストなのです。野生の動物たちがしているように。

第3章

美髪をとりもどす
実践 宇津木流・水洗髪

脱・シャンプー、髪への6つのご利益

2章で説明したように、シャンプーは薄毛や禿《は》げをつくる一大原因となります。「百害あって一利なし」という言葉がぴったりです。

ということは、シャンプーをやめて水洗髪に切り替えるだけで、「百害」が消えます。百害が消えれば、薄毛や禿げを予防し、その進行を遅らせ、場合によっては、髪を増やすことにもつながるのです。2章のおさらいをかねて、シャンプーをやめた場合の「百益」について考えていきましょう——。

■その1　皮脂腺が縮むため、髪へ十分な栄養がいく

シャンプーに対して私がいちばん実感している問題は、皮脂腺《ひしせん》を発達、肥大させることです。シャンプーが皮膚表面の皮脂を根こそぎとりさると、からだは不足し

た分を補おうと、大量の皮脂を分泌します。しかし、すぐにまた、それを洗い落とすと、皮脂腺はさらに、たくさん皮脂を分泌しなければならないので、皮脂腺を大きく発達させてしまいます。本来なら毛にいくはずの栄養のほとんどが、大きくなった皮脂腺に吸いとられて、毛はいわば栄養失調の状態となり、うぶ毛のように細くなっていきます。

シャンプーをやめれば、皮脂が根こそぎ洗い落とされずにすみます。頭皮が皮脂不足の状態から抜け出し、しだいに皮脂の分泌量が減りますから、皮脂腺は縮んで小さくなっていきます。皮脂腺が小さくなれば、それまで皮脂腺に横取りされていた栄養も毛にいくようになるので、毛がどんどん太く、しっかりと育っていくのです。

■その2　毛髪をつくる大本、「毛根幹細胞」が元気になる

シャンプーに大量に含まれる防腐剤や界面活性剤は頭皮や毛穴にしみこみ、活発に働いている毛根幹細胞に直接ダメージを与える細胞毒性をもたらします。38ペー

ジのイラストを見て下さい。毛根幹細胞は、毛の種《たね》のようなもので、毛母細胞に成長したり、毛母細胞に働きかけて、毛髪をつくる重要な主役です。毛根幹細胞は、毛穴のごく浅い部分にありますので、シャンプーやリンスなどの細胞毒性の被害を受けやすいのです。

界面活性剤の細胞毒性は、このように皮膚の表面から毛根幹細胞に直接、害をおよぼして、働きを低下させます。毛髪をつくる「大本」の働きが弱まるのですから、髪が生えにくくなるのも当然です。

シャンプーをやめれば、毛根幹細胞が界面活性剤の細胞毒性にさらされずにすみ、毛根幹細胞は本来の機能をとりもどして毛母細胞へきちんと働きかけられます。当然、元気で太い髪が生まれ、育っていくことができます。

■その3　頭皮が厚くなるので、毛が根を深く張れる

界面活性剤の強力な洗浄力には、皮脂腺を発達させることともうひとつ、表皮のバリア機能を破壊するため、頭皮を徹底的に乾燥させ、皮膚の細胞分裂を止めると

いう弊害があります。頭皮の乾燥がはげしいと、表皮の最下部にある基底層では新陳代謝が止まって、新しい細胞がつくれなくなり、細胞の数が不足して頭皮は薄くなるばかり。頭皮が薄ければ、毛は根を深く伸ばせないので、せっかく生えてきた毛も十分に成長できないため、細くて、抜けやすくなるのです。

シャンプーをやめれば、表皮のバリア機能が維持されるので、頭皮はしだいに潤いをとりもどしていき、基底層の新陳代謝が盛んになって、頭皮はふっくらと厚くなります。そうなれば、毛はしっかりと深く根を張って、十分に太く、長く育つことができます。

■その4　常在菌が増えるため、頭皮が「健康&清潔」になる

シャンプーにはパラベンなどの強力な殺菌作用のある防腐剤が入っています。防腐剤は頭皮の常在菌を殺します。常在菌は頭皮に隙間なく棲《す》みつくことで、他の細菌やカビの侵入を防ぐ大切な働きをしています。その常在菌の数が減れば、ふつうなら侵入できないマラセチアをはじめとした病原性のカビや雑菌におかされ、脂漏

性皮膚炎のような、皮膚の炎症を起こして、赤くなったり、かゆくなったり、フケがひどくなるなどの症状が常に続くようになり、髪の成長を妨げます。

シャンプーをやめれば、常在菌を殺さずにすみ、頭皮は健康で、かえって清潔な状態が保たれて、髪の成長にとってても良好な環境が確保されることになるのです。

シャンプーに害があることは、いまや疑う余地のない医学的な事実です。薄毛の進行を遅らせたいのなら、シャンプーの使用を中止することが大前提です。シャンプーをやめない限り、どれほど効果のある育毛剤を使おうと、長期的には、その効果は相殺されてしまうでしょう。

逆に、シャンプーをやめれば、いえ、やめさえすれば、皮脂腺も、毛根幹細胞も、頭皮も、毛穴全体も、常在菌も、すべてが本来の健康な状態に、つまりは、その人にとってのベストな状態に戻りますので、そこに生える毛も、シャンプーを使っているときよりも、太く、長く、しっかりとしたものに育っていくのです。

■その5　皮脂が髪に残って、「整髪力」がつく

脱・シャンプーは薄毛の予防につながるだけではありません。ほかにも、思わぬご利益をもたらします。おまけみたいなご利益があります。髪自体に「整髪力」がよみがえることです。これは、ひとつには脱・シャンプーによって、髪にコシやハリが生まれたためであり、もうひとつは、まえにも書いたように、水だけの洗髪ではシャンプーのように皮脂を根こそぎとりさることはなく、適量の皮脂が髪の毛に残るためです。それが「天然の整髪料」として髪に働くのだと思います。

■その6　ベタつきとニオイが解消する

私もシャンプーをしていた頃は、夕方になると髪がひどくベトついて、においてもいたのが、水洗髪に切り替えてしばらくたつと、ベタつきもニオイも解消されていたのです。このうれしい変化は、皮脂腺が縮んできたおかげで、皮脂分泌自体が減り、それにともない、ニオイの元となる、皮脂が酸化してできる過酸化脂質の量も大幅に減ったことにほかなりません。

髪以外にも2つのご利益

■その1　白目がきれいになる

シャンプーをやめると、髪が健康になるばかりではありません。目にもいい影響が現れます。

水だけで髪を洗うようになって何がよかったかといえば、シャンプーが目に入らなくなったこと。そういって喜んでいた人がいます。シャンプーが目にしみて、痛かったそうです。

目にシャンプーが入ると、白目が赤く充血します。この状態が続くと、白目の毛細血管がふくれて目立つようになり、赤目になります。また、くりかえすことによって慢性的な炎症が起きて、毛細血管も、また、コラーゲンまでもが増えて、そのせいで、白目が赤くなったり、黄色く濁ってきたりしますし、ドライアイをひきおこす原因ともなります。

シャンプーが目に入っても、異物は涙で洗いながされるので、じきに痛みや不快感はおさまるでしょうが、シャンプーに含まれる界面活性剤をはじめ化学物質が、ごく少量とはいえ、日々くりかえし目に入ることは、目の健康のためにいいわけがありません。

白目の白さは清潔感と若々しさの象徴です。目の健康と美しさのためにも、シャンプーをいつまでも続けるのは、賢い選択とはいえません。

■その2　脱・シャンプーで肌まで健康に

シャンプーをやめると、髪の毛だけでなく、肌も健康に、美しくなります。このことについて述べるには、男性の方には少々辛抱していただいて、まず化粧品に対する私の考え方をお話ししておかなければなりません。

形成外科医として、私はやけどの治療を応用した宇津木流スキンケア「何もつけない、ぬらない」美容法を提唱しつづけてきました。ポイントメイク以外の化粧品は、ファンデーションからクレンジング、化粧水、クリームにいたるまでいっさい使わず、朝晩、水で洗顔するのが、唯一のスキンケアです。

詳しくは拙著『「肌」の悩みがすべて消えるたった1つの方法』（青春出版社刊）にゆずりますが、化粧品には界面活性剤や防腐剤、さらに、保湿成分、有効成分などと称する、さまざまな化学物質が大量に含まれていて、それらが肌を乾燥させ、常在菌を殺し、新陳代謝を著しく低下させ、炎症を起こさせて皮膚を不健康にして、肌の老化を早めてしまうのです。

というわけで、美肌のために私のクリニックにいらっしゃる患者さんたちには、化粧品によるスキンケアをできるだけやめていただいています。1か月に1度の診察のたびに、患者さんの肌をマイクロスコープで診ていると、少しずつではありますが、キメが整って、色が白く均一になり、乾燥も改善されて肌がふっくらとしてくるのがわかります。

その変化は少しずつ、ときには数か月、そしてときには何年もかかって改善していきます。ところが、ときどき、急カーブを描くようにぐんと肌の状態がよくなっているケースがあります。多くがシャンプーをやめて、水洗髪に変えたときです。

2章でシャンプーやトリートメントに含まれている化学物質とその害について述べました。界面活性剤はバリアを破壊して頭皮を乾燥させますし、配合されている化学物質は皮膚の細胞を死滅させる細胞毒性を持ち、また、環境ホルモン（内分泌攪乱《かくらん》物質）として作用をする物質さえあります。洗髪のたびに、少量とはいえ顔にもこういう物質がたれてくれば、肌にも健康にもダメージを与えないわけがありません。

シャンプー以上に危ないのが、トリートメントです。多くの人がトリートメントに含まれる有効成分（有害成分というべきですが）を洗いながしてしまってはもったいないからと、ざっとすすぐだけにしています。トリートメントの化学物質にコーティングされた髪が四六時中、顔にふれつづけるのですから、肌が炎症を起こしてかぶれてもふしぎはありません。

シャンプーとトリートメントをやめれば、それらに含まれるさまざまな化学物質にいっさいふれずにすむのですから、シャンプーをやめた患者さんの肌が一気に急カーブを描くように改善されるのも合点がいくというものです。

反対に、化粧品をやめたのに、顔がチクチクしたり、赤くなって荒れたりといったトラブルが続く患者さんも少数ながらいらっしゃいます。そういう患者さんたちにシャンプーをやめていただくと、トラブルが消えていくケースは少なくありません。

もし、耳のうしろや盆のくぼ、顔の生えぎわなどがチクチクかゆくなったり、赤くなったりしていたら、シャンプーとトリートメントが「犯人」の疑いが大いにあります。

シャンプーという行為は薄毛の原因となり、さらに、肌まで荒らす元凶です。女性に限らず男性も、肌の健康のためにも水だけの洗髪を始めるべきです。

とくに、乾燥肌、敏感肌、アトピーの人には一刻も早く、シャンプーをやめていただきたいのです。アトピーの肌では、バリア機能が著しく低下しているので、シャンプーの最中に泡が少しついただけでも、シャンプーの成分が皮膚の中に入りこみ、肌がかぶれて炎症を起こします。アトピーの方こそ、担当の医師と相談のうえ、1分1秒でも早くシャンプーをやめて、水洗髪に切り替えていただきたいですね。

「5つの心配事」はクリアできる

■その1 「不潔」とは無縁

シャンプーをやめれば髪や頭皮にいいことばかりだということはわかったけれど、水で洗うだけでは汚れが落ちないのではないか、不潔になるのではないか。そう思っている人が大半でしょう。

しかし、さきほどのくりかえしになりますが、実際には、水だけで洗っているほうが、皮脂の分泌量が少なくなる分、頭皮も毛髪も清潔に保てるのです。

事実、水だけで洗っている人の頭皮を顕微鏡で見ると、きれいなものです。皮脂も汚れもちゃんと落ちています。

人間のからだから出るもので、水で洗いながせないものはひとつとしてなく、汗も皮脂も血液も、大便も小便もすべて水で流せます。だから、水で洗ってさえいれば、髪もからだも清潔に保てるのです。

■その2　不快なニオイは消える

ニオイも同じです。ニオイの元は、皮脂が酸化してできる脂肪酸や過酸化脂質、アンモニアや硫化物などです。それらニオイの元は、水ですべて流せます。シャンプーをやめたばかりで、皮脂がまだたくさん出て、ベタついているうちは、とくに髪の長い方などは、ニオイが気になるかもしれません。でも、シャンプーを断って4～5か月もたてば、皮脂量が減り、皮脂腺がすっかり縮みますので、気にならなくなるでしょう。もちろんそれよりも早い人も大勢います。いずれにしても私は脱・シャンプーを実行している人のそばで、不快なニオイを感じたことは一度もありません。

ただし、20～30㎝まで近づいて頭のニオイを嗅《か》げば、皮脂が頭皮に出てきたばかりの、皮脂自体のかすかなニオイはします。が、それは決して不快なニオイではありません。酸化した有害な油などのニオイとは区別して考えるべきで、まったく無臭の人間なんてありえないのです。

そんなかすかなニオイまで消そうとするのは、病的な感覚ですし、間違っていると思います。

皮脂や汗のほかにも、髪や頭皮には花粉やほこりといった水溶性の汚れや、また、揚げ物の油や排気ガスなどの油溶性の汚れもつくでしょう。水溶性の汚れならもちろん水で洗いながせますし、油溶性の汚れも水の温度を少し上げれば、ほとんど落とせます。ほとんど落とせたら、それでよしとしましょう。

頭皮の10万個の特大の毛穴から毒を注入してまで、シャンプーで汚れを完璧《かんぺき》に落とす意味はどこにもありません。意味がないどころか、皮脂の分泌量を増やしたり、常在菌を殺したりすることで、頭皮や毛髪をかえって不潔にして、ニオイも強くすることになるのです。

■その3　ベタつきは最初のうちだけ

脱・シャンプーのいちばんのネックになるのが、始めた頃に経験する「ベタつき」でしょう。長年シャンプーで皮脂を洗い落とし続けてきたせいで、皮脂腺が発達するだけ発達していて、つねに皮脂がジュクジュクと大量に出続けますので、夕方頃にはベタついてくるかもしれません。

しかし、それをがまんして水洗髪を続けていれば、頭皮にはつねに皮脂が適度に残っているので、皮脂を分泌し続ける必要がなくなり、皮脂腺はしだいに小さくなり、ベタつくほどの皮脂は出なくなります。その日はかならずきますので、それを信じて続けていただきたいと思います。

患者さんの頭皮を診ている限りでは、水洗髪をスタートして3週間ほどたつと、皮脂の分泌量が少なくなりはじめるようです。そして、個人差はありますが、皮脂腺がすっかり小さくなって、ベタつきを感じなくなるのは、4～5か月後といったところでしょうか。

■その4　かゆみはおさまる

脱・シャンプーを始めてしばらくの間は、かゆみを感じる人も少なくないようです。かゆみも、その原因はベタつきやニオイと同じです。つまり、長年シャンプーを続けてきて、発達してしまった皮脂腺が縮むまでには、それなりに時間がかかり、それまでの間は、たくさんの皮脂が分泌されることになります。

皮脂は空気にふれて酸化して、過酸化脂質に変わります。たくさんの皮脂が分泌されていれば、過酸化脂質の量も多いわけで、大量の過酸化脂質は頭皮を刺激し、炎症を起こさせます。かゆみは、この刺激や炎症によるものなのです。

水洗髪を続けているうちに、しだいに皮脂腺が小さくなり、それにつれてかゆみもおさまっていくでしょう。患者さんを診ている限り、多くの方が1か月もしないうちに、かゆみから解放されるようです。

ただし、1か月以上たっても、かゆみがいっこうにおさまらない場合や、頭皮のあちこちが赤くなったり、大粒のフケが多かったり、ちくちくしたりむずがゆかったりという症状があるのであれば、マラセチアが原因の脂漏性皮膚炎の可能性が高いので、症状が続くようなら、皮膚科で治療が必要な場合もあります。

■その5　フケは「適量」になる

皮膚の表面、表皮にある表皮細胞は、28日ごとに新しく入れ替わっています。皮膚のいちばん表面にあるのが、角質細胞です。表皮細胞が死んで、角化した細胞で、皮膚を外界の刺激などから守っています。いまある角質細胞も2～5日後には自然にはがれ落ちて、新しい角質細胞と入れ替わります。

古くなってはがれ落ちた角質細胞を、からだなら垢《あか》といい、頭皮ならフケといいます。

したがって、頭皮が正常であれば、少しぐらいのフケは出るものなのです。ところが、シャンプーをしすぎると、人によってはフケが大量に出るようになります。

毛穴や頭皮にシャンプーがしみ込むと、それを解毒したり排除したりするために、頭皮では炎症が起きます。頭皮はその部分をすべて、新しい細胞と入れ替えようとしますから、猛烈に細胞分裂をさせて、できた新しい細胞を、どんどん炎症部分に送りこみ、ダメージを受けた古い細胞を次々と皮膚の表面に押しだします。そのため、死んだ古い細胞であるフケが大量に出るわけです。

ところが、ややこしいことに、シャンプーをしすぎると、これとはまったく逆に、ほとんどフケが出なくなるケースもあります。過度なシャンプーによって頭皮が極端に乾燥すると、皮膚の細胞分裂が著しく低下して、新しい細胞がほとんどつくられなくなります。そのため、フケの「材料」である角質細胞の数も減るので、フケがほとんど出なくなるのです。

また、表皮細胞が死んでできた角質細胞は正常なら、保湿効果の高い角質細胞へと成長します。ところが、過度なシャンプーによって頭皮が極端に乾燥すると、十分に角化していない細胞が未熟なまま頭皮の表面へ押しあげられてしまいます。未熟な細胞は命が尽きても、乾いたフケとして、順調にはがれおちることができません。この場合も、フケは出にくくなります。

ほとんどの方が、フケが多いと、病的だと考え、少ないと安心しています。しかし、フケは多すぎても、反対に、少なすぎても、健康な状態ではないのです。そして、脱・シャンプーをして水洗髪に変えると、頭皮が健康になっていき、それにつれて、大量にフケが出ていた人はその量が減るでしょうし、ほとんどフケが出ていなかった人は、逆に、フケが少し増えたように感じることでしょう。どちらのタイプの人でも、「適量」に近づいていくわけです。

なお、健康な頭皮のフケは粉に近いくらいに小さめで、粒の大きさが均等です。反対に、不健康な頭皮のフケは、大粒でその大きさが不揃いです。

さあ、始めよう！　水洗髪の基本

■始めるタイミングは？

頭皮を健康、かつ清潔に保てて、薄毛の予防につながる脱・シャンプー。肌もきれいになり、目も健康になって、おまけにこれまでシャンプーやリンスなどに費やしてきた手間や時間やお金がかからなくなり、浴室も、シャンプーやリンスなどのボトルが消えてすっきりします。いいことずくめの脱・シャンプーに、さっそく乗りだしましょう。

始めるタイミングは、夏や梅雨など、皮脂や汗が増える季節ではつらいかもしれません。そのほかの季節に始めるほうが、ニオイやベタつきのことを考えたら、ラクかもしれません。

でも、大変だからといって、毛根にダメージを与え、猛毒をからだに取りこみつづけることは1日も早く断ち切る方がいいことは明らかです。思いたつ日が吉日、やる気になったときこそ、季節に関係なく、ベストタイミングといえます。

思いたつ日が吉日、が原則ではありますが、長い連休を利用して始めるのも賢い仕方です。始めたばかりの頃はどうしても頭皮がベタついたり、ニオイが気になったりしがちです。家に閉じこもれる連休なら、他人の目や、「他人の鼻」を気にしないですみます。

いきなり、一気にやめるのも方法です。でも、その人の性格やライフスタイル、職業などによっては、それがむずかしい場合もあるでしょう。それなら、徐々にやめていく方法もおすすめです。

たとえば、仕事のない週末の2日だけ水洗髪にして、週3日、4日……とだんだん水洗髪を増やしていくこともできますし、シャンプーの使用量を少しずつ減らしていって、最終的にゼロにする方法もあるでしょう。

■頻度は？

月に1回しか、シャワーで洗髪していなかった私の恩師の話を冒頭で紹介しましたが、最近では、どうやらもうすこし間隔があいているらしいのです。長い年月、シャンプーをしてこなかったために、ほとんど皮脂が出なくなっていて、水で洗う必要さえほとんどないのでしょう。

しつこいようですが、それでいて、先生がにおったことは一度としてありません。

でも、いきなり先生のマネをするのは、山登りの経験のない人がヒマラヤ登頂をめざすようなもので、いくらなんでも無謀すぎます。長年、毎日シャンプーをしてきたわれわれ「凡人」は、水洗髪でも1日1回のペースから始めるのが、現実的なようです。

水の温度は？

私たちの体内温度（からだの中の温度）は36～37度ですが、皮膚表面の体表温度はそれよりも1～2度低くて、34～35度です。皮脂はこの温度で液状のまま出てきたのですから、34～35度あれば洗いながせます。ただし、シャンプーのように毛穴の中の皮脂まで根こそぎとりさるようなことはなく、必要な分の皮脂は残って、髪の毛をコーティングして、毛髪を守る役割をします。また、残った皮脂の一部は空気にふれて酸化して、ニオイの元である酸化物に変わりますが、よくしたもので、こちらは34～35度あれば、すべてきれいさっぱり洗いながせるのです。もちろん、汗も流れます。

ということで、34～35度のぬるま水（ぬるま湯ではありません）で洗髪しましょう。でも夏ならともかく、季節によっては冷たく感じるかもしれません。不快でない程度の水温で洗えばいいでしょう。あまり熱いと、保湿のかなめである細胞間脂質を溶かして、髪や頭皮を乾燥させてしまいますので、気をつけてください。

■指使いは？

頭皮は指の腹で軽く、豆腐の表面や、うぶ毛を撫《な》でるように洗います。力をいれすぎたり、爪を立てたりしないことです。頭皮を傷つけて、炎症を起こす原因にもなりますので。

髪が短ければ、頭皮を洗っているときに、毛髪の汚れも一緒に流れますが、ロングヘアの人ではブラシで梳《と》かしながらシャワーで流すか、10本の指を使って「手グシ」の要領で、根元から毛先へ向かって梳かすつもりで洗いましょう。

洗髪時に頭皮を洗う道具として、シリコン製のスカルプブラシなども売られています。毛穴の汚れがしっかりと落とせ、しかも、マッサージ効果も得られるとうたっているようですが、頭皮の潤いをとりさって、頭皮を傷つける可能性があります。

頭皮や毛根を洗うものとしては、指の腹以上にすぐれた道具はありません。

よく、毛穴に皮脂の汚れが詰まった頭皮を見せながら、この皮脂の汚れをとって、毛穴をきれいにすれば、薄毛や抜け毛が防げる、といった類《たぐい》のコマーシャルも見かけます。これは科学的根拠のいっさいない迷信にすぎません。毛穴の皮脂をとりさることと、薄毛や抜け毛の予防との間にはなんの関連性も認められないことは、皮膚科では常識です。

■乾かすには？

まずは、タオルでできるだけ乾かしておきます。ドライヤーをかける時間を大幅に短縮できます。乾いたタオルで髪を包んで、軽く押さえるか、たたくかして、髪の水分をタオルに吸わせます。髪が多い人はタオルをもう1枚使って2度拭きしたほうがいいかもしれません。

最近の男性は髪が短くても、シャンプー後にはドライヤーで乾かすのがふつうだそうです。生まれたときから身近にドライヤーがあったためか、「シャンプーしたらドライヤー」が一連の流れとして、からだにしみついているのかもしれません。

私はドライヤーを使ったことはほとんどありません。水洗髪が終わったらタオルで拭いて、自然乾燥させるだけです。髪の長さが5㎝ほどと短いから、自然乾燥でもあっという間に乾きます。

ドライヤーは髪や頭皮を傷める原因にもなります。長いならともかく、髪が短ければ、男性であれ女性であれ、ドライヤーを使う必要はないと思います。

ドライヤーのいちばんの問題は「熱」です。毛髪はケラチンとよばれるタンパク質でできていて、タンパク質は60度以上になると、変性してしまいます。

また、たとえば、和紙をぬらして板の上などに広げたとします。自然乾燥だと、和紙は板にぴたっと貼りついたままの状態で乾きます。ところが、板に広げた上からドライヤーをかけると、表から先に乾いて縮み、裏側が乾くまでの時間との間にズレが生じます。そのせいで紙は、表側へ向かって、スルメを焼いたときのように、めくれあがったり、デコボコになったりします。

ドライヤーをかけた場合も、同様のことが起きるはずです。つまり、キューティクルの表面がその内側よりも先に乾くせいで、表面がめくれて、毛髪の表面が破壊され、毛の内部の水分が蒸発することが考えられます。

いずれにしても、このような急激な変化は頭皮や毛髪に負担になります。

とはいえ、髪が長いと、ドライヤーを使わないわけにはいかないようです。乾くまでに時間がかかることで、いろいろ問題が起きてくるといいます。

たとえば、毛髪は水に長時間さらされていると、水分を含んでふくれます。この状態を「膨潤《ぼうじゅん》」といい、膨潤した髪は、ちょっとした刺激で傷ついたり、切れたりします。また、いつまでも頭皮が湿っていると、雑菌がはびこりやすいということもあるようです。

それに、とにかく寒いといいます。私の妻も、冬など自然乾燥を待っていたら、頭から風邪を引いてしまう、などといっています。実際には、頭から風邪を引くなどということは迷信だと思いますが。

膨潤する、雑菌がはびこる、頭から風邪を引く、といった理由から、自然乾燥させるよりもドライヤーでさっさと乾かしたほうが髪のためにも、頭皮のためにも、そして、からだのためにもよいというわけです。なるほど、一理ありますね。

ドライヤーを使うのなら、その弊害を最小限にとどめる方法を知っておく必要があります。まず、ドライヤーは髪を持ちあげておいて、その下から風をあてると、乾きにくい髪の根元から先に乾かせます。

さらに温風と冷風を交互にあてること、1か所に集中してあてないこと、髪から15㎝ほど離すことなどを守りましょう。そして、地肌が完全に乾いて、毛先が少し湿っている状態でやめるのが、基本中の基本です。ショートヘアで1分以内、ロングヘアでも5分以内を目安に切りあげましょう。

こうしてきれいに乾かしたあとは、整髪料も、また頭皮のうるおいエッセンスだの乳液だのといったヘアケア製品は使わないでください。界面活性剤をはじめさまざまな化学物質が含まれていて、特大の10万個の毛穴からそれらが入りこんで細胞を傷つけ、あるいは頭皮を乾燥させて薄くして、その結果、薄毛や禿げを進行させることは、くりかえし述べてきたとおりです。

■水洗髪のより高みへ　5日に1回に挑戦

毎日、厳格に水だけの洗髪を続けているうちに、3週間ほどで皮脂の分泌量が少なくなりはじめ、たいていは4～5か月ほどで皮脂腺はすっかり縮んで、皮脂の分泌量は「最盛期」の半分ほどに減るようです。そうなれば、ベタつきもニオイももはや過去のもの。なにより、頭皮や毛穴も健康な状態に戻り、この頃から髪にコシやハリが出てきたことを徐々に実感するようになるはずです。

水だけ洗髪でも、あまり丹念に時間をかけて洗ったり、お湯で洗ったり、ときどきせっけんを使ったりしていると、この期間でそこまで明らかな変化は実感できないかもしれません。

いずれにしても、髪にコシやハリが実感できるようになったら、意欲のある方はより「高み」をめざしてはいかがでしょう。毎日していた水洗髪の間隔を少しずつ延ばしていくのです。

まず洗髪する日を1日おきにする。次に2～3日に1回にしてみる、それに慣れてきたら、4〜5日に1回まで延ばします。水洗髪でも、皮脂はかなり落ちます。その水洗髪が4〜5日に1回になれば、それだけ失われる皮脂が減って、その分、毛根に栄養がまわりますので、髪にコシやハリがますます感じられるようになるでしょう。

それだけでなく、4〜5日に1回の水洗髪をしばらく続けていて、皮脂の量が少なくなれば、この間隔でもニオイもベタつきもなくなるのですから、これはちょっと感動ものです。

ただし、シャンプーをやめてすぐに、4〜5日に1回の水洗髪に切り替えるなどというカゲキな行為は危険です。ジュクジュクと大量の皮脂が出ている段階では、1日1回、酸化した皮脂だけは流しておかなければなりません。大量の皮脂がたまって酸化して過酸化脂質になり、頭皮を刺激すれば、脂漏性皮膚炎を起こして、フケが粉のように落ちてくることになりかねません。

水洗髪への移行に、無理は禁物。行きつ戻りつしながらでも、水洗髪に完全移行できれば、うれしいことがたくさん待ちうけています。そのひとつが、コシやハリのある、太くて丈夫な髪になること、つまり、薄毛の予防につながることはいうまでもありません。

悩んだときの対処法

■どうしてもベタつきが気になるなら

せっかく水洗髪に切り替えても、しばらくはベタつきやニオイ、かゆみなどを経験するかもしれません。それらに耐えられなくて、シャンプー洗髪に戻ってしまう人も、残念ながらいます。でも、このとき、ちょっとした対処法を知っていれば、きっと続けられるはずです。というわけで、まずは、ベタつきの対処法についてからみてみましょう。

シャンプーをやめた当初、いちばん多い悩みがベタつきかもしれません。ベタつきがまんできない場合も、シャンプーするのではなく、少し熱めのお湯で洗うことをおすすめします。

またたとえば1日2回水で洗うとか、あるいは、いっそのこと、できるだけ少量のシャンプーか純せっけんで洗髪するのもよいでしょう。シャンプーは絶対に使わないぞ、とはじめからあまり力まないほうが、挫折《ざせつ》しないですむかもしれません。

ただし、シャンプーをすればするほど、皮脂がジュクジュク出て、皮脂腺が肥大するということは、つねに意識して、なるべく、シャンプーの量を減らしていく努力は続けてください。この日々の努力がとても重要です。

シャンプーをしたくなったときには、舐《な》めたり飲んだりできない気持ちの悪い液体が、頭から体内に入りこんで、髪の毛はもちろんのこと、からだまでも蝕《むしば》むことをぜひ思い出してください。

いずれにしても、シャンプーで洗っていれば、いつまでたっても皮脂の量は減らないし、ベタつきもおさまりません。ベタつきから解放されるには、シャンプーで洗わないこと以外に方法はないことを心に刻んでおいてください。

■シャンプーが恋しいなら、「純せっけん＋クエン酸」

水洗髪に切り替えたばかりの頃は、まだシャンプーを使いたくなる日もあるでしょう。そのようなときにはできれば、シャンプーではなく、純せっけんの使用をおすすめします。

シャンプーなどの合成洗剤が化学的に合成された界面活性剤なのに対して、純せっけんはオリーブ油やヤシ油、パーム油などの植物性の油や、牛脂などの動物の脂をベースに苛性《かせい》ソーダなどを加えることで、界面活性作用を持たせたものです。自然界にある原料からつくられている点が、合成洗剤のシャンプーとは決定的に異なります。

純せっけんの洗浄力は合成洗剤と同程度か、それ以上あります。ただ、化学物質をいっさい含んでいないので、細胞毒性は少なく、合成洗剤のシャンプーよりもはるかに安全なのです。

まずはぬるま水でしっかりと洗って、髪の汚れをあらかた落としておきます。すると、ごく少量のせっけんでたっぷり泡立ち、汚れも十分に落とせます（このことは、合成洗剤のシャンプーを使う場合でも同様です）。

リンスには、薬局などで売られているクエン酸を使いましょう。クエン酸は梅干やレモン、お酢などに含まれているすっぱい成分。弱酸性です。重曹とともに、「エコ掃除」の2大スターともいうべき存在で、キッチンなどの水まわりやトイレの掃除などにも使われています。また、純せっけんを使った洗濯の最後に足すと、衣類がふんわりと仕上がることから、衣類のリンスとしても活用されているなど「エコ家事」の優等生です。

純せっけんはアルカリ性ですから、洗髪後に毛髪はアルカリ性に傾きますが、弱酸性のクエン酸を使うことで中和できるわけです。

リンスのつくり方は簡単。洗面器1杯の、ぬるめの湯「ぬるま水」に小さじ約2分の1のクエン酸を入れて、よくかきまぜるだけです。分量を厳密に量らなくても、舐めてもすっぱくない程度のごく薄いもの、と覚えておけばいいでしょう。

クエン酸のリンスを髪全体にいきわたらせたら、すぐに洗いながします。クエン酸のリンスにふれると、毛髪は一瞬にして中和されますので、時間をおく必要はありません。ゴワゴワしていた髪がすぐになめらかになり、指どおりもよくなります。刺激臭もまったくなく、使い勝手のよさは、かなりのものです。

ごくごく薄い液とはいえ、クエン酸が肌につくと、多少の刺激になるかもしれませんので、十分にすすぎましょう。

■ニオイが気になるときは

ニオイがどうしても気になるというなら、長髪の場合、髪をすっきりとうしろで束ねたり、毛先に香水などをつけたりして凌《しの》いではどうでしょう。

また、スポーツをして汗をかいたり、焼肉屋さんで焼肉を食べたり、あるいは、居酒屋で運悪くヘビースモーカーと隣り合わせになったりといったときなどでも、まずは水だけで洗ってみてください。ほとんどの場合、ニオイは気にならないくらいになるはずです。それでも気になるなら、お湯で洗髪してください。それでもニオイが気になる場合に限って、少量のシャンプー（できれば純せっけん）を使うのはしかたがないかもしれません。

■ブラッシングのすすめ

男性であれ、女性であれ、ブラッシングは必ずして下さい。ベタつきやニオイ、かゆみが気になったときも、シャンプーに手を伸ばすまえにブラッシングをしてください。ブラッシングはベタつきやニオイ、かゆみなどを防ぐのに大きな効果を発揮します。ブラシをかけることで、それらの元となる髪や頭皮の余分な皮脂や過酸化脂質などが、ブラシの毛にからめとられるのです。

まず、ブラシ選びですが、なるべくやや目の細かいものを選んでくだささい。できれば、獣毛（イノシシやブタの毛）のものなら静電気が起きにくく、頭皮へのあたりもやさしくて、さらに、髪につやをもたらすというオマケまでつきます。ただ、値段が高く、手入れも少々めんどうかもしれません。

いっぽう、ナイロンやプラスティックのブラシは静電気が起きやすく、髪につやも出ませんが、獣毛ブラシよりも安くて、手入れも簡単です。

ニオイやベタつき、かゆみなどの元となる汚れをとるだけが目的なら、獣毛のブラシでも、ナイロンやプラスティックでもかまいません。自分に合うものを選びましょう。

それよりも重要なのは、梳かし方です。ゴシゴシと強く梳かしたり、ブラシを速く動かしすぎると、髪を傷つけてしまいます。ゆっくりと、やさしく梳かします。地肌はこすらないように梳かすのがコツです。地肌をこすると、細かい粉が出てしまいます。地肌のマッサージをしたいときは、指の腹で押してください。

ブラッシングは、最低でも1日に1回、水洗髪するまえにおこなうのが原則です。ブラッシングによって余分な皮脂や過酸化物などの汚れが浮きあがってきますので、それらを水洗髪で洗いながせば、それだけ汚れをしっかりと落とせます。

もちろん、洗髪のまえだけでなくても、ベタつきやニオイが気になるときは、いつでもブラッシングを。頭皮も、気分も、さっぱりします。

汚れたままのブラシを使っては、頭皮や髪も汚れてしまいますので、ブラシはこまめに水洗いしましょう。やってみればわかりますが、髪の脂やニオイは、ほとんど水で洗い流せます。ふつうのクシや目の粗いナイロンブラシを用意しておいて、毎回、水で流しながら2つを交叉させて、ブラシについた髪の毛をとったり、ゴミを掃除したりしてください。

ナイロンやプラスティックのブラシは水洗いもOKです。獣毛は水洗いをすると、多少寿命が短くなるかもしれませんが、早めにかえたほうが清潔ですし、髪も傷みません。ぬるめのお湯や熱いお湯、ときには純せっけんで洗うと、汚れはさらに落としやすいのです。

せっかくシャンプーをやめたのですから、ブラシもシャンプーでは洗わないでください。合成洗剤は洗いながせず、かならず残りますので。

■フケが気になるならワセリン

シャンプーのせいで、フケがほとんど出なくなっていた人では、水洗髪に切り替えたことでフケが増えるはずです。それが、頭皮が健康になった証だとわかってはいても、気になるかもしれません。

あまり気になるようなら、洗髪のときに頭皮を指先の腹で軽くマッサージして、古くなった角質をある程度落としておくのです。それだけで、気にするほどのフケは落ちてこないはずです。

また、冠婚葬祭などで黒い服を着なければならないときにフケが気になるようなら、頭皮の表面にごくごく薄く白色ワセリンをつけるとよいでしょう。指先にごく少量（米粒半分～1個分ほど）のワセリンをとって、両手のひらで十分にのばしてから、頭皮につけていきます。

ワセリンは皮膚の中へ入っていくことがなく、また、きわめて酸化しにくいのが特徴で、酸化するまでに数年もかかるほどです。ワセリンは水洗髪だけでは落とせませんが、多少残っていても害はありませんし、3～4日もすれば、皮膚の新陳代謝によって垢といっしょに落ちていきます。

ちなみに、私が皮膚につけていい唯一の油脂と考えているのが、このワセリンです。

それはともかく、ワセリンといえども、つけすぎは禁物です。皮膚の表面は多少とも乾き気味のほうが、古くなった角質細胞が落ちやすく、そして、角層でひとつ角質細胞質が落ちることで、その情報が下の基底層へ伝わって、はじめて新しい細胞がひとつ生まれます。

ワセリンで頭皮の表面をベタベタにしていれば、古い角質細胞ははがれおちにくく、その結果、基底層で新しい細胞が生まれにくくなり、頭皮が薄くなるのです。

ここいちばん、絶対に肩にフケを落としてはならない！　というときに限り、ごく少量つけること。これをかならず守ってください。さもないと、ワセリンといえども薄毛や、禿げる原因になります。

また、シャンプーで洗わなくなったら、ブラシの先で地肌をこするようなブラッシングは御法度です。新陳代謝が良好な頭皮は、元気で厚いため、角質細胞の層も厚くなっています。それを、ブラシでこすると、粉のような細かいフケが出てしまいます。地肌をこすらずに、毛だけをやさしくブラッシングするようにしてください。

■異常なフケなら皮膚科へ

フケは、頭皮が健康であっても（というより、健康であるからこそ）、多少は出るのが当たり前ですので、あまり神経質にならないほうがいいでしょう。けれど、肩に真っ白く積もるほどフケが落ちるのは、明らかに異常です。何かの原因で、頭皮が皮膚炎を起こしていると考えられます。炎症の原因としてよく知られているのが、マラセチアというカビが原因の脂漏性皮膚炎です。

脂漏性皮膚炎の原因についてはいろいろな説があり、まだ完全には解明されていませんが、皮脂が酸化した成分による刺激といわれ、皮脂を酸化させるものとしてマラセチアが原因であることが少なくありません。マラセチアの作用によって酸化脂質が大量にでき、その酸化脂質の刺激によって頭皮に炎症を起こしている状態が、脂漏性皮膚炎です。前頭部の生えぎわや眉毛《まゆげ》、小鼻のあたりなど、皮脂腺の発達した部分が赤くなって、少しかゆみをともない、粉をふいたり、フケが大量に出たりするのも特徴です。

このような症状があれば、すぐにでも皮膚科で診察を受けましょう。

マラセチアは、正常な肌にもいるカビの一種で、数は少ないのですが、誰の皮膚にも棲みついている皮膚常在菌ともいわれています。皮膚を守っている他の常在菌が正常に棲みついて、活動していれば、カビなどそうそう増えるものではありません。ところが、シャンプーやヘアトニックなどのヘアケア製品をくりかえし使っているうちに、それらに含まれている防腐剤によって、肌を守る善玉常在菌は死んで、数が極端に減ってしまうので、防腐剤に強いカビが勢いづいて増えてしまうのです。

シャンプーのしすぎで、マラセチアに感染している人がいるいっぽうで、シャンプーをやめたことで、マラセチアに感染する人がいることも、ここでぜひ知っていただきたいと思います。

シャンプーにはパラベンなどの防腐剤が含まれています。防腐剤は非常に強力で、常在菌を殺すだけでなく、その強い殺菌力でマラセチアも殺していたはずです。ところが、シャンプーを使わなくなると、毎日頭皮につけつづけてきた防腐剤に抵抗力のあるマラセチアが息を吹きかえす結果になります。いっぽうで、本来ならマラセチアに対抗して押さえこむはずの善玉常在菌の多くはすでに死にたえています。そのために、頭皮はマラセチアの「天下」となり、脂漏性皮膚炎にかかってしまうと考えられます。

『「肌」の悩みがすべて消えるたった1つの方法』という私の前作では、化粧品のさまざまな害について詳しく解説し、化粧品によるスキンケアをやめるように提唱しました。

読者の大半の方々が、肌の健康をとりもどすことができたと喜んでくださいましたが、ごく一部に、化粧品をやめたせいで毛穴に白いボツボツができたり、それが糸のように伸びたり、皮膚が赤くなったり、粉をふいたり、皮膚に黄色いカビがこびりついたりといった症状が現れて、基礎化粧品がやめられないという人がいらして驚きました。

診察してみると、ほとんどの患者さんが脂漏性皮膚炎で、検査の結果その原因として、マラセチア感染症であることがわかりました。

化粧品に含まれる防腐剤によって、常在菌もマラセチアも多くは殺されましたが、化粧品をやめたために常在菌の数はさほど戻らなかった。そのため、マラセチアが息を吹きかえしたのに、力関係でマラセチアが優位になり、脂漏性皮膚炎を起こしてしまうという現象のようでした。シャンプーもこれとまったく同じ構図なのです。

いずれの場合も、治療が必要ですので即刻、皮膚科へ行くことをおすすめします。

何も使わないスキンケアやヘアケアで、肌や頭皮が赤くなったりトラブルになるということは健康な状態ではありません。基礎化粧品にしても、そして、シャンプーにしても、常在菌が立ち直れないほど痛めつけるまえに、少しでも早くやめるべきです。

洗髪以外で気をつけたいこと

■スカルプマッサージは「やさしく」を守る

スカルプマッサージがブームだとききます。マッサージに明らかな育毛効果があるという科学的な証拠はありません。たしかに、頭皮をマッサージすれば、その刺激で頭皮の血液循環が高まって毛根へも十分な栄養がいきわたりますので、太くてしっかりとした毛を育てる効果がありそうな気がします。

しかし、マッサージによる血液循環の増加は一時的なものです。その状態が、継続するわけではありませんので、一時的な効果が毛根の成長にいい影響をあたえつづけるのかは、疑問に思います。

マッサージもやりすぎて頭皮をこすりすぎたり、傷つけたりしては、逆効果です。頭皮をこするのではなく、指で軽く押すなど、やさしく圧や刺激をかけて血液循環を高める方法なら、やってもいいかもしれません。

■ヘアダイは肌に最悪

最近では男性も髪を染めるようになりました。昔なら考えられないことですが、年配の男性たちは白髪染めをしていますし、若い男性たちも当たり前のように茶髪や金髪にして楽しんでいます。もちろん女性たちは年齢に関係なく、染めていない人のほうが少数派ではないかと思われるほどです。

けれど、ヘアダイの成分は発がん性が指摘されています。気楽におしゃれを楽しむのもいいけれど、それは健康とひきかえにおこなっていることを肝に銘じておくべきでしょう。

発がん性だけではありません。髪を染めて、頭皮にアレルギー反応を起こさない人のほうが珍しいほどです。人によっては、気づかないほどの軽い反応かもしれませんが、アレルギーにともなって、頭皮は炎症を起こし、毛根を傷めて、抜け毛や薄毛の原因になります。薄毛になりたくないのなら、あるいは、薄毛になるのを少しでも遅らせたいのなら、ヘアダイは禁物です。

ヘアダイの影響は頭皮や毛根にとどまらず、肌にもおよびます。ヘアダイをしたあとも2か月ほどは続きます。髪を洗うたびに、ヘアダイの成分が髪から落ちては、顔やからだに付着しつづけるのです。

いまの人は、50年ほどまえの人たちよりも、背中が汚くなっています。シャンプーやトリートメント、それに、毛染めがからだにまとわりついているためでしょう。また、胸よりも背中が汚いのは、背中のほうがシャンプーを洗いながしにくいためと思われます。

妻も以前はヘアダイがなかなかやめられませんでした。ヘアダイで染めた直後の肌をマイクロスコープで診るたびに、毛穴はいたるところで炎症を起こして真っ赤になっているし、角質細胞があちこちでめくれあがっている。マイクロスコープの中の肌は、砂漠のようにガッサガサでした。

「毛染めなんかしていたら、炎症で肌が老けるよ、シミもできるし、シワもできる。シャンプーを毎日微量ずつ頭皮に注射しているのと同じだから健康にも悪いし」といわずもがなのことをいっては、しょっちゅう夫婦喧嘩《げんか》になっていました。

毛染めは、シャンプーよりもひどいかぶれ方をするのですから、とくにアトピーの人はもちろん、ヘアダイをするなど言語道断です。症状を悪化させるだけです。

花粉症の人は、花粉症の出ている時期だけでもヘアダイをひかえるべきです。気がついていない方もいるでしょうが、花粉症のときの肌をマイクロスコープで診ると、真っ赤に炎症を起こしています。そんな状態でヘアダイをすれば、かぶれ方もいっそうひどくなることは、火を見るよりも明らかです。

とはいえ、白髪はやはり気になるでしょう。若い女性なら多少とも流行をとりいれたいかもしれません。それなら、害がずっと少ないヘアマニキュアなどでしのいではどうでしょう。また、植物からとられたヘナも、アレルギーを起こすことが少なくありませんが、それでも、ヘアダイよりはずっと人体への害が少ないことが知られています。ただ、ヘナだけではなく、他の化学物質を混ぜている場合も多いので、自分にあったものを探して使ったほうがよいでしょう。

なお、パーマも当然、肌に悪影響を与えますが、私がおおぜいの女性の肌を診てきた経験では、ヘアダイに比べれば害は少ないようです。とはいえ、パーマは毛髪をパサパサに傷め、頭皮へダメージを与えて薄毛を早める原因となります。肌のためにも、そして、なによりも髪のためにも、パーマもかけないにこしたことはありません。

■カツラをかぶると、薄毛が進む

カツラをかぶると、薄毛が進みます。頭皮が蒸れるためです。蒸れるということは、湿気が多いということです。湿気が多いということは、頭を長時間すっぽり水に浸けているのと同じことで、頭皮は水を吸ってふやけてしまいます。

そして、カツラをとった瞬間、ふやけた頭皮は、乾燥した外気にさらされることになり、このとき、頭皮の表面だけ先に乾燥して、内側は湿ったまま残されます。乾燥した表面は縮むけれど、湿った内側は縮まないのですから、頭皮の細胞はすべて外側へそってしまいます。こうしてできた隙間から、中の水分がどんどん蒸発して、頭皮は乾燥します。

頭皮がひどく乾燥すれば、新陳代謝が低下して、毛母細胞が新しくつくられにくくなりますので、結果的に薄毛の進行を早めることになるというわけです。

しかも、カツラをつけるときには、パチンパチンとホックで留めます。この物理的な刺激によって、ホックがあたる部分の毛根が損傷を受け、毛が生えにくくなるのです。パチンパチンとホックが当たる場所は、遅かれ早かれかならず禿げてきます。

というわけで、薄毛や抜け毛を遅らせたいのなら、カツラはなるべくつけないほうがよいでしょう。カツラをかぶるのなら、シャンプーをやめて頭皮を少しでも早く健康な状態に戻すことが先決です。

■ひげは何もつけずに剃る

毛の関連で、ひげそりや脱毛についてもふれておきましょう。まずひげそりからです。

ひげそりのあとやまえに、シェービングローションやシェービングクリームを使う男性も多いでしょうが、これは必要ありません。

ローションは9割が水で、あとの1割は香料や防腐剤などで占められています。肌を潤わせる効果などありません。

クリームは界面活性剤のかたまりのようなものですから、バリアをこわして、その成分は皮膚の中へ入っていきます。男性の毛穴は大きいですから、女性よりも化粧品の吸収はいいはずです。異物が入ってくれば、皮膚は防御反応として炎症を起こし、炎症が起きると、かならずメラニンが増えます。

気づかないくらいの軽い炎症かもしれませんが、それが日々積み重なると、ある日、シミとなって現れる可能性も大いにあります。また、顔がテカテカしていたり、赤ら顔になっているのは、クリームが原因かもしれません。

何もつけないと、カミソリ負けするのではないかと不安かもしれません。毛穴の突起部分を、ちょうど首をはねるようにカミソリで切り落とすことで、毛穴が炎症を起こした状態が、カミソリ負けです。

しかし、よほどひげの濃い人なら別ですが、ふつうの人ではシェービングローションの類や、せっけんの泡などをつけなくても、水をつけて深剃《ふかぞ》りしないように、浅めにゆっくりサラッと剃れば、カミソリ負けを起こすこともないと思います。

ただし、電気カミソリは要注意です。電気カミソリの場合、軽く剃っただけではひげが残ってしまうため、つい強く刃を押しあててしまいます。これで毛根を傷つけ炎症を起こしてしまうことが多いのです。

女性用の電気カミソリも売られていますが、同じ理由で深剃りしがちですので、安全カミソリを上手に使うほうがそれこそ安全でしょう。女性の場合も、何もつける必要はありません。深剃りにならないように、刃を押しつけず、軽いタッチでそれば、それほど肌を傷める心配はありません。

■脱毛と勘違い男

スネや腕や胸などを脱毛する若い男性が増えているそうです。嘆かわしい限りです。男の美と女の美とは、基準がまったく違うのに、そこを混同しているのだから、勘違い男としかいいようがありません。

男の美には男らしさということが含まれていて当然です。その昔、マンダムのコマーシャルにジャガイモみたいな顔のチャールズ・ブロンソンが登場して、「マンダム、男の世界」とやったとき、みんな、ああ、あれが男らしさか、とそれなりに納得させられたものです。

そのチャールズ・ブロンソンがスネや胸や腕の毛をワックスで除去して、ツルンツルンにしますか？　ということです。

なにも私は、男尊女卑のマッチョタイプが男らしいといっているのではありません。そうではなくて、動物の世界でもオスのからだつきは、メスのそれとは違っているように、人間でも男性のからだつきや魅力は、女性のそれとは違っているのです。その違いをわざわざ否定し、スネや胸や腕を脱毛するような行為は、男性らしさとは無縁であり、したがって、その行為から生まれたツルンツルンのスネや胸や腕は、男性の美とも無縁なのです。

ツルンツルンにするのは、そのほうが女の子にモテると思っているからだそうですが、気が利いていて、話がおもしろくて、おまけにイケメンであっても、その男性が脱毛していると知ったとたんに、印象が変わるという女性も多くいるようです。

それはともかく、皮膚は再生をくりかえしています。毛根はこの皮膚再生のオリジンであり、新しい皮膚を次々につくっていく、その「種」のようなものなのです。ワックスなどでくりかえし、種である毛根を傷つけつづけていると、皮膚の再生する力も弱まっていくことが考えられます。再生力が弱まれば、シワができやすくなるなど皮膚の老化が早まるでしょう。

脱毛は肌にとっても、決していいことではないのです。

体験者の声が続々！　脱・シャンプー物語

私のまわりでシャンプーをやめたのは、男性だけではありません。知り合いの女性たちも次々に脱・シャンプー派に転向しているのです。たくさんいるのですが、経験年数の比較的長い、筋金入りの3人を紹介しましょう。

シャンプーをしない女性なんかよほど偏屈で、しゃれっけもない変人だろうと思われるかもしれませんが、とんでもない。彼女たち3人はいずれも40代前半の知的な美人。しかも優秀で、おしゃれで、流行に敏感で、自信にあふれ、酒がめっぽう強い、うるわしきドクターたちです。

３人とも薄毛でもなんでもなく、豊かなロングヘアをしていますが、界面活性剤の害が気になって、水洗髪に変更したのです。

髪の長い彼女たちは、われわれ短髪の男性陣よりもはるかに苦労したようで、その分、工夫もしています。男女を問わず、シャンプーをやめようとしている人たちの参考になるでしょうし、くじけそうになったときには勇気百倍、ふたたびやる気がモリモリわいてくるはずです。

■「ベトベト頭皮」は根性で乗りきる

東京・白金《しろかね》で美容皮膚科クリニックを開業している山口麻子《やまぐちあさこ》さん（42歳）は、シャンプーをやめて3年がたちます。子どもの頃は赤毛だったのが、「ワカメのように」真っ黒になって、ツヤも出てきたと喜んでいます。

長年のシャンプーですっかり増えてしまった皮脂。それをシャンプーなしで流すだけでも大変なのに、そのうえ、脱・シャンプーを始めたのが蒸し暑い梅雨でした。「最悪のタイミングです（笑）。指で頭皮にさわると、ワセリンでもつけているかのように、ベトベト、ギトギトで、ブラッシングすると、皮膚角質（フケ）と皮脂とホコリでブラシが真っ白になりました」

シャンプーしたい気持ちを抑えて、東京の暑い夏をひたすら「根性で」耐え抜いたといいます。

「このままシャンプーをやめていれば、かならず皮脂は減ってくる。そう信じて、大丈夫、大丈夫、と自分にいいきかせていましたね」

ところが、10月に入ると、ベトベト、ギトギトがふいにおさまったのです。

「ホントにふしぎです。ブラシにも白い汚れがつかなくなっていたんですよ。それからは、美容室でも、頭皮がどんどんきれいになって、いい感じですよ、などとほめられるようにもなりました」

その美容室のオーナーは、脱・シャンプーにも理解があり、山口さんも正直にシャンプーをやめたことを伝えたそうです。

山口さんの脱・シャンプーの大いなる助けになったのが、ブラッシングです。朝起きてブラッシング、家に帰ってブラッシング、お湯洗髪するまえにブラッシングをまめにおこないました。

「あっちの方向、こっちの方向、というふうに、いろいろな方向からブラッシングするんです。これだけで、汚れがかなり落とせます。昔の人はきちんとブラッシングしていたから、毎日洗わなくてもよかったのですね」

ブラッシングは頭皮の皮脂を毛先まで届かせて、「毛並みをそろえる」役割もしてくれるとも。山口さんが使っているのは、イギリス製の、イノシシの毛の高級ブラシです。

「自分が最後にお風呂に入るときは、100回ブラッシングしたあと、湯船に髪を浸けて洗います。長い髪には、『浸け洗い』がぴったりです」

脱・シャンプーをして2年目と3年目の夏には、1か月に1〜2度の頻度でシャンプーをしました。

「あの暑さの中でも、絶対にシャンプーしない、とそこまでがんばる必要はないと思うようになったんです。シャンプーで洗えばすっきり気持ちがいいですから。ただ、シャンプーをすると、もうテキメン、しばらくは皮脂バランスが崩れます。あと、お酒を飲みすぎた翌日も、ベトつきますね（笑）」

ニオイは気にならない、と胸を張る山口さん。

「息子に『お母さん、お酒くさい！』といわれても、『髪がくさい！』とは言われなくなりました（笑）」

山口さんは化粧品によるスキンケアを断ち、顔もからだもせっけんを使わずにお湯だけで洗っています（これから紹介する2人のドクターも、この点は同様です）。シャンプーもやめたいま、旅行へ行くのにも、ジムへ通うのにも、ケアのためのものといえばワセリンひとつの身軽さ。けれど、なにより軽くなったのが、山口さんの心でした。

「煩悩《ぼんのう》から解き放たれたような、魂までシンプルになった気がします」

ちなみに、娘さんと息子さんはともに10歳になるまでずっとノン・シャンプーでしたし、顔もからだもお湯だけで洗っていました。

「年頃になると周りに影響を受け、興味をもってシャンプーをしはじめたようですが、2人ともアレルギーもなく、いたって健康です」

■一気にやめるのがいちばん

大学病院と私立のクリニックに勤務する形成外科医の毛利麻里《もうりまり》さん（43歳）が5年ほどまえにシャンプーをやめようと決意したのは、肌のためでした。

ファンデーションをダブル洗顔で落としていたのですが、あるときから、急に肌が荒れて皮がむけ、赤みも出るようになりました。

「ファンデーションをやめて、水洗顔だけにすると、じきに肌荒れはよくなったのですが、赤みだけはどうしてもとれないのです。原因はシャンプーかもしれない。そう思って、シャンプー断ちを決意しました、それも、東京の酷暑の真夏に……」

ある日、地下鉄のホームに電車が入ってきたときのこと、風圧で髪がふわーっと顔の前に舞いあがりました。その瞬間、自分の髪がにおったのです。

「電車の中でもにおっていたかもしれない！　私のうしろにいた方、ごめんなさい、と心の中で謝りましたね（笑）」

ニオイだけでなく、頭皮のベタつきも気になりました。職業柄、患者さんと近くで接しなければならないのですから、シャンプー断ちを宣言したとはいえ、数日に1度はシャンプーをして、アルコール系のヘアトニックなども使っていました。美容院ですすめられれば、リンスが不要だというアロマシャンプーに替え、紹介された「ビタミンCシャンプー」を試し、それでも、におう気がして、40度ぐらいの高めの温度の湯で、強い水圧のシャワーでシャンプーし、そのせいで顔が乾燥してしまう……。

悪戦苦闘の日々が半年近く続き、そして、突如、終わりました。

10日ほどの正月休みがとれ、ずっと家にいられたおかげで、ニオイもベタつきも気にする必要がなく、開始4～5か月後に、完全にシャンプーを断つことができたのです。

「いままで自分は何をやっていたんだろう、と情けなくなりました(笑)。シャンプーの代用品に頼ったりしないで、一気にスパッとやめるのがいちばんだと思います」

完全なシャンプー断ちに成功してからは、しだいにニオイもベタつきも気にならなくなり、そして、髪にうれしい変化が現れました。

「コシが出て、しなやかになりました。はねた毛も梳かすだけで、きちんとおちつくようになったのは、シャンプーをやめて、髪が乾燥しなくなったからでしょう」

以前はドライヤーでブローをしなければ、髪がバサバサになって手におえなかったのが、ドライヤーで生乾き程度に軽く乾かしてから自然乾燥するだけで、髪がまとまるようになったといいます。

そして、なんと、しつこかった肌の赤みもとれました。

「ということは、赤みの原因は顔にたれてくるシャンプーだったんですね、きっと」

いまでは、夏は毎日、冬は3日おきに水洗髪しています。

「洗わない日も、イノシシの毛のブラシでブラッシングをていねいにしています。皮脂がモリモリ出てきて、汚れもほぼとれます」

毛先にローズの香りのするバームをつけることもあります。香水の類もつけていないので、シャンプーをやめたいまでは、その香りさえしません。

「香りがまったくないというのも、なんとなくさみしいので、つけているんですよ。髪がゆれたときなど、ふっとバラの甘い香りがして、優雅な気分にもなれます」

界面活性剤をたくさん含んだシャンプーと、また、それとセットで使っていたトリートメント。

「シャンプーもトリートメントもやめれば、その分、川も汚さなくてすみます。脱・シャンプーは社会貢献になる、環境のためにもなる、ステキな行為です」

■染めるかわりに、せめて脱・シャンプーを

東京・銀座《ぎんざ》の美容外科美容皮膚科クリニックで院長を務める田中早苗《たなかさなえ》さん。ある日、界面活性剤の研究をしている男性の患者さんが言いました。

「クレンジングクリームよりももっと悪いのが、シャンプーとトリートメントですよ」

田中さんはすでに、クレンジングもせっけんもスキンケアの化粧品もやめて、顔も水だけで洗っていました。でも、髪を洗うたびに、クレンジングよりも悪いシャンプーが顔につくわけです。

「それが気持ち悪くて、せっけんで洗いながしたくなりました。シャンプーをやめ

れば、それもなくなりますよね」

　というわけで脱・シャンプーをしたのが、5年ほどまえのこと。髪自体はコシもあり、量も多くて「薄くなってほしいくらい」ですから、さらなる美肌のために脱・シャンプーに挑戦したわけです。といっても、とくに肌のトラブルがあったわけでもありませんが。

　田中さんは1日おき、2日おき……というように、少しずつシャンプーの間隔をあけて、徐々にやめていく方法をとりました。シャンプーを使わないでいると、ベタつくほどではないけれど、毛先が脂っぽくて重く、それでいて、髪の中は乾燥しているような気がしたそうです。

「この重たい感じが気になって、どうしてもがまんできなくなると、軽めにシャンプーをしました。頭皮に界面活性剤がつくのは、からだによくないはずですから、なるべく髪だけを洗うようにしました。シャンプーをすると、毛先の重たい感じは消えて、髪がサラサラになります。でも、このサラサラ感を求めているうちは、シャンプーを完全にはやめられませんね」

慣れてきて、3～4か月もすると、完全にシャンプーをやめられました。

いまでもときに、髪のベタつきが気になることがあって、そのようなときには、湯の温度を少し上げて、時間をかけて流します。

「ところが、これをすると、キューティクルが傷んで、毛先がパサパサになるんですよね」

そこで、登場するのが、他のおふたりと同様、ブラッシングです。使っているのは、イノシシの毛のブラシ。

「ブラッシングをすると、ブラシについている動物の脂で髪がコーティングされるのかもしれませんね。とにかく、キューティクルが整って、髪がつややかになります」

ブラッシングは洗髪のまえにもかならずします。

「髪の毛が多いせいか、いきなり水洗いすると、髪がもつれてひっかかってしまいます。ブラッシングで髪のもつれをやさしくほぐしてから洗うと、髪を傷めずにすみます。また、洗髪前のブラッシングの時間がないときや面倒なときは、湯船に頭まで浸り、髪の毛も浸けてもつれをほぐします。」

幼稚園の頃からすでに白髪があったという田中さん。いまは染めていますが、本当は染めるのをやめて、白髪を楽しみたいのだとか。

「でも、母には『現役で働いているうちは、染めていないとね』といわれ美容師の方も『また黒い毛が多くて真っ白にはならないし、それに、まだまだ若いのだから、染めたほうがいいですよ』と忠告されてしまうのです（笑）」

田中さんの若々しい肌に美しいグレイヘアが映える日を楽しみに待つことにしましょう。

第4章

からだこそ、「水洗い」が基本です

脱・せっけんで肌がすべすべに

最後となるこの章では髪を離れて、「肌」について考えましょう。「脱・せっけん」がメインのテーマですが、からだの部位ごとのケア法にもふれるつもりです。

からだの皮膚も頭皮と基本的には同じ構造をしていますから、界面活性剤であるせっけんをやめて、水だけで洗うようになれば、全身の肌がより健康に、より美しくなることは明らかです。実際、私のまわりでも、脱・シャンプーに成功した方たちの大半が、水洗髪の心地よさと爽快《そうかい》さに目覚め、すっかり魅了されて、その自然な流れの中で、同じく界面活性剤であるせっけんをやめて、水だけでからだを洗う生活を実践するようになりました。

シャンプーをやめ、次にせっけんもやめれば、界面活性剤という化学物質にふれる機会がさらに大幅に減ることになり、それだけ健康で快適な日々が送れるようになるはずです。

かくいう私もこの7年間、シャンプーだけでなく、からだにもせっけんをいっさい使っていません。水のみで洗いつづけているのです。

シャワーをさっと浴びるだけですから、洗髪も含めてわずか2〜3分で終わります。カラスもびっくりの短時間入浴です。

1章でお話ししたように、私はひどいアレルギー体質で、合成洗剤で洗濯した手術着を着ると、ひどいかぶれを起こして、手術に支障をきたしかねないほどでした。

このようなアレルギー反応の起きる一因が、肌の乾燥です。肌が乾燥していると、皮膚のバリア機能も失われていますので、洗剤の成分が肌の中に入ってきて、アレルギー反応を起こすのです。

肌を乾燥させ、バリア機能を破壊するいちばんの原因は何か。ボディシャンプーや化粧せっけんなどのせっけんです。その強い洗浄力が皮膚のバリア機能をこわすわけですから、せっけんをやめさえすれば、バリア機能は守られて、肌も乾燥しなくてすむはずです。

というわけで、理論に基づいてシャンプーをやめたのを機に、からだも脱・せっけんの、「水だけ洗い」に挑戦することにしたのです。

まだいけるぞ、まだいけるぞ、と1日延ばしにしているうちに7年たっていたのは、シャンプー断ちと同じですが、からだのせっけん断ちは、シャンプー断ちに比べると、はるかにラクで簡単でした。におうのではと、心配になることはあっても、頭のようにベタついたり、オイリーになったりという実害はほとんどありませんでした。

汗をかいた日に、汗臭いのは、せっけんで洗っていたときも同じです。7年間もせっけんで洗っていないのに、私のからだはとくににおうということはないようです。ニオイは自分ではわからないものですから、妻やクリニックのスタッフたちには、におったらすぐに注意してくれるように頼んでいますが、よほど汗をかいたときに警告されるくらいで、ふだんはほとんど問題ないようです。

毎日診察室で、患者さんと話をするのが私の仕事ですが、8畳ほどのドアも窓も閉め切った診察室に私と患者さん、そして看護師の3人がこもることになります。

このような状況で、医師の私が汗のニオイや体臭を発散していたら、患者さんにとっては、拷問のようなもので、大迷惑でしょう。そのため、もしも、診察室に入ってきたときに、ニオイがしたり空気がよどんでいる場合は、ドアを開け放つようにお願いしてありますが、いまのところ、その必要はないようです。

理由は、脱・シャンプーと同じです。体表温度は34～35度。34～35度の体表へ皮脂も汗も出てきたのですから、同じくらいの温度の「ぬるま水」をかけてやればほとんどは流れおちます。また、皮脂は、ニオイの元となる過酸化脂質などに変わると、ますますぬるま水で洗い流しやすくなります。

私が脱・せっけんをするようになって、いちばんの収穫は、肌の乾燥がなくなったことです。

カサついていた肌は、ほとんどの部分が、1か月たつかたたないかのうちに、なめらかで、すべすべになりました。もっとも乾燥がひどかったお腹、腰、すねも、3か月後にはガサガサやチクチク、かゆみなどはいっさいなくなりました。以来、冬でさえ、肌の乾きを覚えたことはありません。

ふつうに生活している分には、せっけんで洗わなければならないほどの汚れなど、からだにはつきません。せっけんを使う意味も、必要もないのです。

げんに、私はこの7年間、ワイシャツの襟などがとくに汚れるというわけでもなくなんの不都合も感じていないどころか、肌の乾燥から解放され、入浴時間は大幅に短縮され、ニオイや汚れもなく、シンプルで、清潔で、快適至極の日々をすごしています。

脱・シャンプーを始めたあなた、脱・せっけんにも挑戦してみませんか？

老人性乾皮症は「水洗い」で治る

お年寄りから、からだがかゆくてしかたがないと、よく相談されます。このような症状は、老人性乾皮症といいます。

皮膚はみずから潤い成分をつくりだしています。これを「自家保湿因子」といいます。ところが、自家保湿因子は加齢とともに減少してきて、それにともない、バリア機能も低下し、バリア機能が低下すれば、肌は乾燥します。

肌が乾燥すると、目には見えないような小さなひび割れができるため、肌に異物が侵入しやすくなります。肌はそれを排除しようと、炎症を起こします。炎症が起きると、肌はかゆくなる、つまりは、これが老人性乾皮症なのです。

東北大学名誉教授の田上八朗《たがみはちろう》氏の調べによると、仙台地区では冬季に65歳以上のじつに95%もの人に老人性乾皮症が見られたそうです。

多くの病院では尿素軟膏やステロイド、ヒルドイドクリームなどの外用薬を処方し、それらの薬をつけると、症状は劇的におさまります。いや、おさまったような感じがする、というべきでしょう。ところが、そのような薬をつけても、せっけんで洗っていれば、自家保湿因子は減るいっぽうですから、近いうちに間違いなく再発します。

患者さんが腰のあたりを掻《か》きながら、「この辺がちょっとかゆいんですけど」などと訴えたら、「せっけんと、タオルでこすることをやめれば治ります」というのが私の決まり文句です。よほどひどいとき以外は、薬は出しません。老人性乾皮症の方をそれこそ何十人と診てきましたが、せっけんをやめた方のほぼ全員が、それだけで治ったり、完全に治らないまでも、よくなります。

50歳をすぎたら、せっけんでからだを洗わないこと、タオルで皮膚をこすらないこと。このふたつを守ってみてください。自家保湿因子が不足気味の肌にせっけんを使えば、かならずカサカサに乾燥して、かゆくなりますので。

さらにいえば、50歳をすぎていなくても、赤ちゃんから老人まで、男性であれ、女性であれ、せっけんで洗わないにこしたことはありません。

若い人は老人とは違って、せっけんで自家保湿因子をとりさっても、すぐにまたつくりだすことができます。そのため、乾皮症になりにくいのでしょうが、せっけんが皮膚を乾燥させていることに変わりはなく、乾燥は皮膚の新陳代謝を低下させるなど、肌への大きなダメージとなります。

皮脂は美肌の大敵

せっけんやシャンプーは肌の乾燥以外にも、皮脂腺《ひしせん》を発達させて、皮脂をジュクジュクと大量に分泌するようになるというワルさをします。

からだの皮膚も頭皮と基本的にまったく同じです。毎日、毎日、せっけんで洗って、皮脂を完全に落としてしまう日が続くと、皮脂を補う必要が生じて、皮脂腺が発達し、皮脂の分泌量が増えます。皮脂は必ず酸化します。酸化した脂質こそが不快な体臭の主たる原因ですから、せっけんで洗いつづけると、からだのニオイも強くなるのです。

その昔、たまにしか風呂に入れなかった時代の日本人は、狭い家に、2世代、3世代が同居しても、家族の体臭が気になるということはほとんどありませんでした。

毎日シャワーとせっけんでからだを泡だらけにしてしっかり洗う習慣がある欧米人

や、最近の日本人のほうが、体臭がかなりきついのは、皮脂の分泌が多くなっているせいだと思われます。

私の恩師のように、月に1度しか風呂に入らないと、皮脂もほとんど出なくなるので、体臭はかえって少なくなるのです。

酸化した皮脂はニオイの元になるだけではなく、肌をきたなくします。酸化した皮脂とは、いいかえれば、腐った脂のことです。腐った脂は皮膚を刺激して炎症を起こさせ、このことが何度もくりかえされるうちに、皮膚や毛根に慢性的なダメージを与えてしまいます。

日本でも、女性は舞踏会などで背中が大きく開いたイブニングドレスを着ますが、貴婦人の背中ほどすべすべで、なめらかで、とても美しいと聞いたことがあります。高貴な女性たちは、せっけんをぬりつけたタオルを斜めにたすき状にして、背中をゴシゴシ洗うようなマネはするものではないと教育されているのだそうです。

そのため、背中は、さっとお湯を流して終わりにしていますので、肌が乾燥することも、過剰な皮脂で肌に炎症が起きることもなく、とても美しい肌を保つことができるというわけです。

外科医の手は不潔?

私がまだ駆け出しの医者だった30年以上まえは、外科医は手術のまえにブラシを使って、手をすみずみまで徹底的に洗ったものです。消毒薬の入ったせっけんと消毒されたブラシを使って3分間洗ってから、別のブラシを使って2〜3分間再度洗い、それからさっとすすぐ、と教わっていました。さらに、消毒せっけんを手にぬりつけて終わるという医者もいました。

ところが、合計5〜6分間かけてきれいに洗っても、毛穴や汗の穴には、かならずバイ菌がひそんでいます。洗っても洗っても、バイ菌をゼロにすることはできません。

しかも、このように毎回、徹底的に洗っていると、じきに手がボロボロになります。実際、よく手を洗う医者ほど、決まって手は荒れて皮がむけ、炎症をおこしていました。とくに外科医の手は乾燥して、湿疹《しっしん》ができて、無数の傷ができていました。

じつは、外科医にとっては、この傷こそが問題だったのです。傷ができると、そこにバイ菌がいっせいに増殖して、数時間後には傷口をびっしりとバイ菌がおおってしまいます。

こうなると、もういくらよく手を洗っても、皮膚の表面ばかりでなく、傷表面には大量の菌が棲《す》みついているので、もはや菌をすべて洗い流すことはできなくなってしまいます。そして、その傷がたとえ目に見えないような小さなものであっても、とくにその傷が指先などにある場合は、ゴム手袋にはいつ穴があくかわからないため、傷が治るまでしばらく手術を休まざるをえなくなってしまいます。

手を清潔にしたい一心で懸命に洗っても、バイ菌をゼロにはできないばかりか、そのせいで、さらに多くの傷ができて、かえってバイ菌が増えてしまい、手術のできない手になってしまうというわけです。つまり、清潔にしようとすればするほど、手はより不潔になっていきます。

現在は、長々と、硬いブラシで洗い続けることは、無意味で有害という研究結果をもとに、手に細かい傷をつけてしまうブラシを使う手洗い法はしなくなりました。ふつうにせっけんでさっと洗い、皮膚表面を消毒するだけです。外科医の手洗いの歴史は、完璧《かんぺき》な清潔さを求めると、かえって不潔になることを教えてくれています。髪の毛にも、そしてからだにもそれは当てはまります。

脱・せっけんのすすめは、からだを清潔に保つための提案でもあるのです。

「不潔」が人を丈夫にする

私が小さい頃、父は東北の小京都といわれる秋田県角館町《かくのだてまち》の町立病院で勤務医をしていました。

かなり古くて汚い病院で、幼い頃、私は、患者さんたちのバイ菌が手にも服にもたくさんついていたはずの看護師さんたちに、いつも遊んでもらっていました。母が病院へ私を迎えに行くと、ゲタ箱の前で、患者さん用のスリッパを舐《な》めて遊んでいたのを見て絶叫しそうなほど驚いたといいます。

しかし、そういう人間のほうがかえって健康で強くなるようです。おかげさまで私も、子どもの頃からとても丈夫で、これまで体調不良では学校を休んだことも、仕事を休んだこともありません。

妻は私とは対照的で、とても清潔好きな母親の元で無菌状態のような環境で育ったせいか、異常なほどのきれい好きです。外から帰ったら手を洗う、なんていう上品な習慣を持たなかった私は、そのままの手で食べものをつまんだりして、そのたびに妻に叱《しか》られています。

妻は昔から病気がちで、小学生の頃は、喘息《ぜんそく》のため遠足にも行ったことがなかったそうです。清潔な環境で育てられた人間は、かえってからだが弱くなるというのは本当のように思います。

わが娘はというと、これまた異常なほど丈夫で、これまた学校を休んだことがありません。私の仕事の関係で、一家でアメリカで暮らしていたことがあります。妻がいうには、ある日、2歳になるかならないかの娘を託児所へ迎えにいくと、手垢《てあか》で真っ黒になっているおもちゃをペロペロ舐めて遊んでいたそうです。妻が卒倒しそうになったことはいうまでもありません。

清潔すぎる環境は人間を虚弱にします。子どもはある程度、不潔に育てることが重要なのです。このことは、医学的にも説明がつきます。母親の胎内にいるとき、胎児は文字どおりの無菌状態にあり、したがって生まれてすぐは、ほとんど免疫や抗体を持っていません。

産道をとおって産まれてくるときに、無数の大腸菌に感染し、母親の胸に抱かれてそこでもまた細菌に感染して、抗体やら免疫やらを獲得していきます。

とくに生後半年頃から3歳頃までは、大変な勢いで抗体を獲得する時期ですので、その時期にはとりわけ、不潔なものにさらされることが大切になります。不潔なものにふれなければ、十分に抗体を獲得できません。

3歳頃までの子どもは、何でも口に入れたがります。口に入れることが必要だからなのです。

現代人は不潔なものを目の敵にして、徹底的に排除する傾向にあります。このいきすぎた清潔志向は免疫力を衰えさせ、人を虚弱にします。その意味でも、水でさっと汚れを落として終わりにする脱・せっけんは、私たちを健康にし、それゆえに、清潔にさえします。あまり神経質にならないほうが子どものためです。

水は偉大だ

私の医者としての出発点は北里大学病院の形成外科でした。

形成外科医としての仕事は手術後の傷の処置と全身やけどの患者さんの包帯交換にあけくれる毎日でした。患部をきれいに洗いながして、ワセリンや生理食塩水のついた新しいガーゼでおおい、包帯を巻くのです。脱・シャンプー、脱・せっけんの提案も、元になっているのは、このやけど治療の現場での経験なのです。

健康な皮膚なら、侵入してきた細菌をマクロファージやガンマグロブリンといった免疫機能がやっつけますが、やけどで死んでしまった組織は、そういった防御機能を持たない、まったく無防備な状態にあります。そのような無防備な組織が細菌に感染したら、患者さんは命を落としかねません。感染を防ぐための、生きるか死ぬかの治療をしていたわけです。

大学病院ですから、医薬品メーカーがさまざまな新薬を持ってきます。少しでも早く治すために、たくさんの薬の中から、あの薬、この薬と手探りの状態のこともありました。

当時は、感染を防ぐために軟膏やクリーム基剤の抗生物質をぬるのが、やけどの標準的な治療法のひとつでした。ところが、どうもおかしいのです。

やけどが治りかけてくると、皮膚が死んでとけてしまったように見える毛穴から「皮膚の芽」が出てきます。ところが、教科書どおりに、そこに抗菌剤などのクリームをぬると、なぜかせっかく治りかけてきたやけどの部分がドロドロになってくるのです。ドロドロの正体は、いまにして思えば、クリームという異物を排除しようと、大量に分泌した組織液と死んだ細胞とが混ざったものでした。

そこで、生理食塩水で洗うだけにしてみると、どのような最新で、高価な薬をつけるよりも、圧倒的に早く治るのです。生理食塩水とは、体液とほぼ同じ濃度（約0・9％）の食塩水、つまり単なる薄い塩水です。傷口を乾燥させると、細胞が死んでしまいますので、湿らせておかなければなりません。乾燥させないようにクリームや軟膏をつけたほうがいいという説もありましたが、私たちは生理食塩水で傷口を湿布して、乾燥を防ごうというもっとも基本的かつシンプルな治療がいちばんという結果にいきついたわけです。

実際、生理食塩水で湿布をすると、傷口がドロドロになることもなく、順調に「皮膚の芽」は育っていき、治りも早くなりました。生理食塩水は、刺激がないので痛みもなく、治療費も格段に安くて、これほどいい治療法はありません。このとき私は、生理食塩水という「水」が抗生物質よりも、クリームよりも、やけどの治療に効くことを知りました。

もちろん、やけどの治療法は、ケースバイケースですから、塩水だけでは、どうしても不十分ということもあります。重症な感染をおこしてしまった場合には、治るまでの間だけ、抗菌剤の湿布をしたほうがいい場合もあります。しかし、それはやけどの治療としては、感染がひどくなってしまった特別な場合の治療法といえます。

さらに、やけどに限らず、傷は消毒してはいけないこと、膿《うみ》が出てきたら、ただ水で洗いながせばいいという、いまでは形成外科の常識になっていることをあの頃、やけどの治療をとおして学んだのです。

たとえば、けがをしたとき、傷口に小さな石ころなどの異物がついていると、細菌が大変な勢いで増殖し、そのまま放置していると、細菌に感染してしまいます。だからといって、傷口を消毒すると、まわりの常在菌や正常な細胞まで殺してしまうために、傷の治りが遅くなります。

ですから、消毒をしてはなりません。かわりに、水で異物を洗いながすのです。すると、傷はいち早く治りますし、消毒したときよりも傷口はきれいにふさがります。

「清潔さ」をもっとも必要とされているはずの傷口でさえ、水で流すのがいちばんの治療法であり、やけどの患者さんが感染症で生きるか死ぬかの瀬戸際で、もっとも頼りになったのも、生理食塩水という水でした。水の力はそれほどすばらしい「薬」なのです。

日常の生活でも、からだを、そして髪を清潔に保ちたかったら、このすばらしい水の力を借りて洗うのがいちばんです。皮膚を乾燥させることもなく、過剰な皮脂分泌によって体臭を強めることも、肌や頭皮を荒らすこともなく、しかも、汚れもニオイもきれいさっぱり洗いながしてくれるのですから。

トイレのあとも、手は水で洗うだけ!

膀胱炎《ぼうこうえん》や尿道炎にかかっているなら別ですが、健康なからだから出てくる尿には菌は含まれていません。無菌なのだから、おしっこが手についても別に洗わなくてもかまいませんが、それではなんとなく気持ちが悪いので、水で洗いながしておくという感じです。

便は尿と違って大腸菌を含んでいますが、大腸菌も水で流れます。下痢をしたら、その便にはふつうよりも毒性の強い菌が含まれていますが、そういった菌もすべて水で流せます。

細菌の大きさは1㎜の1000分の1～10ほどです。そんなちっぽけな細菌など、流水の水圧を受けたら、ひとたまりもありません。ほとんどが流されてしまいます。たとえ、どこかにひそんでいて、運よく生きのびた細菌がいたとしても、心配は無用です。菌が増殖していくためには、まずは自分たちの「根城」(医学的には「バイオフィルム」といいます)をつくらなければなりません。そして、その根城をつくるには、一般的には10万個以上の菌が必要で、それ以下では、マクロファージやガンマグロブリンといった免疫細胞にやっつけられてしまい、感染することは不可能なのです。

この10万個という数字は、毒性の強弱には関係ありません。ほとんどの細菌は毒性が強くても弱くても、10万個なければ根城はつくれず、したがって感染もしません。

まれに感染力の強い菌がいますが、それでも100～1000個は必要ですから、水でていねいに洗いながして菌の数さえ減らしておけば、感染力の強い菌がやってきても、感染の心配はないのです。このことは、すでに医学的にも確立された考え方です。

外出先から家に帰ったら、まず手をせっけんで洗うこと、と学校で習ったかもしれませんが、トイレのあとと同様、せっけんは不要です。水で洗って、細菌の「数」を減らしておけば問題ありません。

消毒液はナンセンス

最近、病院はもちろん、銀行や市役所や大手スーパーなど公共施設の入り口にアルコールの消毒液が置かれています。これらの建物に入るたびに消毒液でシュッシュッとしていたら、皮膚を傷めるばかりか、常在菌を減らし、そのせいで、得体の知れない菌がいっぱいついて、手は不潔このうえない状態になってしまいます。

インフルエンザやSARS、ノロウィルスなどが流行しているのなら別ですが、そうでないのなら、水でていねいに洗って、その数を減らせばいいだけの話で、せっけんも必要ないし、ましてや、アルコールで消毒などしていたら、常在菌が弱ってかえって菌がつきやすく、不潔になります。

公共施設での消毒液の設置が義務づけられたのは、2009年のことです。このようなことを続けていれば、アルコールに対して耐性を持つ菌が出現しかねませんし、皮膚炎の手の人が増えると思われます。考えただけで恐ろしくなります。

ところで、インフルエンザなどが流行しているときには、手洗いとともに、うがいの励行もいわれます。うがいをした一群と、うがいをしない一群を比較したところ、インフルエンザの罹患《りかん》率は変わらなかったという調査結果があり、科学的には、うがいにインフルエンザを防ぐ効果はないというデータもあります。

ただし、空気と一緒に吸いこんで、口や喉《のど》にとどまっているウィルスをうがいによって洗いながすことは、医学的なエビデンスはないとはいえ、それなりの予防効果があると思っています。

この場合も、うがい薬は使わずに、水でうがいをすることです。風邪やインフルエンザにかかっている場合は、うがい薬も有効でしょうが、その兆候もないのに、予防のためにと頻繁に薬を使っていれば、口の中は常在菌が減少して、感染しやすくなり、逆に風邪などにかかりやすくなります。

わきのニオイにはミョウバンが効く

ニオイといえば、気になるのは、わきがでしょう。わきがについて説明するには、汗腺の話から始めなければなりません。

汗をつくる汗腺にはエクリン腺とアポクリン腺があります。エクリン腺は全身に分布していて、サラサラの汗を出し、主に体温調節をおこなっています。「汗臭さ」とはふつうこのエクリン腺からの汗をいいます。いっぽうのアポクリン腺はわきの下、乳首、陰部、耳の中などに分布し、脂質やタンパク質などを多く含む粘りけのある汗を分泌します。わきがの人はこのアポクリン腺が発達していてアポクリン腺から出る汗を菌が分解して、独特のニオイを発生させるのです。このニオイは本来、異性を引きよせるためのフェロモンの役割をしていたと考える人もいます。

エクリン腺の汗もアポクリン腺の汗も、また、汗臭さやわきがのニオイの成分自体も水だけで落とせますので、わきの下もせっけんで洗う必要はありません。水でもせっけんでも、洗った直後はにおいませんし、さらに、細菌が繁殖してにおいだすまでの時間にもそれほど違いはありません。

せっけんで洗ったからといって、においだすのが遅くなるとか、ニオイがやわらげられるといったことはないのです。

わきがのニオイを抑えるには、漬け物の発色剤などとしても使われるミョウバン（硫酸カリウムアルミニウム）を使う方法があります。ドラッグストアやスーパーで安く売られています。

ミョウバンは水にとけると酸性になるため、細菌の繁殖を抑えるのです。結晶や粉を水に溶かしたものをつけるか、結晶を水につけてわきをこするなどして使ってみてください。

ところで、私は以前、わきがの治療法を研究していたことがあります。その方法というのは、まず、わきがの人のわきの下に抗菌剤をべっとりぬって何時間か放置し、ニオイの元となる菌を殺しておきます。そして、一時的にきれいになったわきの下に、わきがのない人のわきの下から採取した菌を培養して増やして、ぬりつけるのです。これを4～5回くりかえすと、わきがが治りました。完全には治らなかった人もいましたが、少なくとも、ニオイがやわらかくなりました。

5人の方に治療をしたところで、研究費が続かなくなり、大変残念でしたが、研究を中断してしまいました。5人の方は、その2～3年後もニオイが気にならない状態だといっていました。しかし、その後ニオイが改善したままなのか、あるいは、少し復活したのかは、残念ながらわかりません。私は、いまでも、この治療方法が一般的になる日がくるだろうと考えていますし、もう一度研究したいと考えています。

便も尿も水できれいに流せる

股間も水洗いでOKです。便の中には大腸菌をはじめ、たくさんの菌がいます。が、それらは水で洗うだけでほとんど落とせます。わずかに残るかもしれませんが、一定数を超えなければ感染することはありませんし、そのうち常在菌が駆逐してくれます。便のニオイの元となる腸の悪玉菌も水で流せます。

また、膀胱炎や尿道炎などにかかっていれば別ですが、健康であれば尿は無菌ですし、水で洗うだけでなんの不都合もありません。女性の場合は、膀胱炎にかかっていても、いえ、かかっているときだからこそ、せっけんで洗うのはご法度です。せっけんを使うと、常在菌を減らして、免疫力を落とすことになるので、水だけで洗うよう、医師は指導します。

女性の場合、生理の日に水だけで洗うことには抵抗があるかもしれません。けれど、皮膚についた血液は水で落ちます。パッドなどを使うので蒸れて、不潔になるのではないかと気になるかもしれません。でも、「高温多湿状態」で増えた雑菌なども血液と同じで、すべて水で洗いながせます。

生理中は皮膚も敏感になっていて、刺激を受けやすいのでなおさら、せっけんでは洗うべきではないのです。

とはいえ、あまり気になるようなら、ときどきはせっけんで洗ってもいいでしょう。ただし、せっけんで洗いすぎると、常在菌が減少しますので、かえって不潔になることは考えながら洗ってください。

また、最近では多くのトイレの便座に洗浄器がついています。

女性の膣《ちつ》の中は、デーデルライン乳酸菌という常在菌によって酸性に保たれ、雑菌がつかないようになっています。ところが、洗浄器のビデで洗うと、デーデルライン乳酸菌が洗いながされてしまい、膣の中が中性に傾きます。そのせいで、雑菌が増殖して、膣炎にかかる女性が増えている、と藤田《ふじた》紘一郎《こういちろう》さんも、ビデの使いすぎる女性たちに警鐘を鳴らしています。

女性ばかりでなく、男性もせっけんなどで洗いすぎると、水虫と同じ白癬菌《はくせんきん》というカビの一種が股間《こかん》に感染するインキンタムシになる人が増えるという説もあります。

肛門《こうもん》やその一帯は常在菌がつねに「掃除」をしてくれているので、病原菌が増えることは通常はありません。入浴時、シャワーの水でていねいに流しておけば、問題はないはずです。

足だって、常在菌に活躍してもらおう

足をせっけんで洗うなんて、もったいない話です。足裏は、皮脂腺はありませんが、数多くの汗腺が集中しているため、かく汗の量も大変なものです。そのうえ、

靴を履いて、いわば密封状態にしているのですから、中の温度は上がります。このような高温多湿な状態で、蒸れないわけがありません。

そして、高温多湿の状態では、カビや細菌はどんどん増殖し、それ自体がいやなニオイを放ちます。だからこそ、常在菌を大事にして、皮膚を弱酸性に保ってもらう必要があるのです。

せっけんで洗っていたら、常在菌の数は減ってしまいます。常在菌が減れば、雑菌が増えて、それらがニオイの元になります。ニオイだけでなく、水虫菌などもつきやすくなり、水虫にかかった足もまた、においます。

水だけで洗っている分には常在菌をさほど減らすことなく、それでいて、汗も、汗についた細菌やカビ、さらに垢もきれいに落とせるのです。指と指の間も広げて洗うなど、足のすみずみまでたっぷりの水でていねいに流しておけば、水虫などの病気がない限り、足がにおうことはないです。

しかし、いやなニオイを出す常在菌が足に棲みついてしまうことがあります。この場合はわきがと同様、菌数を減らすか、菌を入れ替えるしかありません。菌数を減らす方法として、靴下を1日に2度替えたり、ミョウバンを使ったりします。

そこまでやっても足が臭いとしたら、それは靴のせいです。

高温多湿のもと、靴の内側や中敷などには足からの細菌やカビがたっぷりと染みこんでいます。これでは靴が強烈なニオイを発しますし、それを履けば、この強烈なニオイがくつ下や足に移るのは当然です。

スニーカーなどは定期的に洗い、また、洗えない靴では1日履いたら翌日は休ませて風を通すなどのケアをおこないましょう。

このようなケアでは追いつかないほど、細菌やカビがたっぷりと染みこんでしまった靴は、思いきって捨てるのがいちばんです。

かかとの手入れ

冬になると、かかとのガサつきやひび割れに悩まされる女性の患者さんが増えます。たいていは、ヤスリで削っていますが、ヤスリも、せっけんもやめて抗真菌剤やワセリンをつけてもらうとかかとはすべすべになり、調子がよくなります。

かかとの皮膚は特殊です。つねに体重がかかっているため、角層（皮膚のいちばん上にある、死んだ角質細胞からなる層）が非常に厚くなっています。そのため、せっけんで洗って乾燥すると、じきに柔軟性が失われ、正月の鏡餅のようにかたく、ひび割れてくるのです。そのようなかかとをせっけんで洗うことは、肌をわざわざ乾燥させて、ガサつきやひび割れを起こしているようなものです。

かかとがかたくなったからと、軽石やヤスリで皮膚を削るのは最悪です。削った直後こそ、つるつる、すべすべになりますが、このあと、かならず角層がさらに厚くなります。一種の防御反応です。角層が厚くなれば、ますますかさつきやすく、ひび割れもできやすくなります。

抗真菌剤やワセリンは1日1～2回、多めにつけます。数日続けてもゴワつきが治らないようなら、尿素やサリチル酸などの入ったクリームをぬるか、30～50％の濃度のグリコール酸でピーリングするのもよいでしょう。

それでも効果がないとしたら、水虫ができていると考えて、ほぼ間違いないでしょう。水虫でもかゆみがほとんどなかったり、片方の足だけ水虫になる例もありますので、自分で判断しないで、皮膚科医の診療を受けるべきです。

塩は最高の入浴剤

せっけんを使わずに「ぬるま水」だけで洗っている人の肌は、天然の保湿成分である自家保湿因子がたっぷりついていますので、肌はとてもなめらかです。でも、シャワーの浴び方には注意が必要です。

シャワーの温度が38度以上になると、肌はかならず乾燥します。水温はなるべく低くして水圧も強すぎないように弱めて使います。

保湿効果や血行促進などの効果をうたった入浴剤も数多く売られていますが、防腐剤をはじめ、ワケのわからない化学物質が入っているものが大半ですので、使わないほうが無難です。それよりもおすすめは、「塩」です。市販の入浴剤よりもずっと安くて、安全で、しかも、傷を早く治す効果が肌にもよい効果をもたらすと思います。

皮膚にはバリア機能があるとはいえ、「真水」に長く浸かっていることは、肌にとってあまりいいことではありません。やけど治療でも、傷を真水に浸けると、浸透圧の関係で、細胞は水を吸ってパンパンにふくれていました。

ところが、細胞と同じ0・9％の濃度の生理食塩水に浸かっている分には、浸透圧が等しいので、細胞から水分が出ていくことも、逆に、外からの水分をとりこむこともありません。水の出入りがない状態は、細胞にとって刺激や負担が少なくて、おだやかです。

顔も水でやさしく洗おう

宇津木流スキンケアの水洗顔について少しだけ解説しておきましょう。

夜、1日の汚れを洗いながし、朝も目のまわりの目ヤニや、眠っている間にできた過酸化脂質などをさっと水で落とします。水温は30～34度が理想ですが、冬など、それでは冷たすぎると感じたら、少し温度を上げてもかまいません。

シャワーを使う場合は、水圧を強くしすぎないようにしてください。うちのクリニックに通っていらっしゃる患者さんで、皮膚の状態がよくならないので、いろいろきいてみると、熱いシャワーを強い水流でジャージャー顔にあてているという方も少なくありません。

洗面所で洗う場合は、両手で「洗面器」をつくり、そこに「ぬるま水」をためてほおやひたい、鼻などパーツごとに順々につけていきます。手のひらを顔の皮膚につけては少し離すことをくりかえします。動く水流で顔を洗う感じです。

以上が肌への負担がもっとも少ない洗い方です。でも、このとおりでなくてもかまいません。とにかくやさしくやさしく洗うこと、これを心がけてください。

洗いおわったら、タオルを1か所につき3～5秒間、顔にそっと押しあてて水分を吸わせます。間違ってもゴシゴシこすらないことです。タオルは古いものほど吸水性が増すので、おすすめです。古くなって表面がゴワゴワしているものは、よくもんでやわらかくして使いましょう。

ファンデーションは純せっけんで落とす

ここからは、お化粧をしている女性のための洗顔法について述べていきましょう。男性の方はここをとばして、次へどうぞ。

リキッドやクリームなどのタイプのファンデーションをつけている場合は、せっけんを使わなければなりません。これらのファンデーションには油分や界面活性剤が含まれているので、水だけでは落とせませんので。

せっけんは合成洗剤系のものではなく、純せっけんを選びます。たっぷりのこまやかな泡でやさしく洗いましょう。泡には油性の汚れを溶かしこんで、浮きあがらせる効果がありますし、肌と手の間に泡があることでこすりすぎずにすみます。

間違ってもクレンジングは使わないでください。大量の界面活性剤が入っていますので、これを使っていると、肌はかならず、間違いなく、乾燥してきます。

しかも、クレンジングをのばすときに肌をこすり、ティッシュで拭《ふ》きとるタイプならそのときにまた肌をこすることになります。こすることは、自家保湿因子をこすり落とすことにほかならず、これまた肌を乾燥させる一大原因になります。

クレンジングをやめるだけでも、肌の状態はかなりよくなるはずです。

純せっけんだけでは多少、肌に残ることがあるかもしれませんが、気にすることはありません。翌日につけたファンデーションと一緒に洗い落とせばよいと考えてください。3~4日もすれば垢と一緒に落ちていきます。わずかのファンデーションも残さずに落とそうと、クレンジングを使うなどして徹底的に洗うことのほうが、肌へのダメージがはるかに大きいのです。

なお、リキッドやクリームタイプ以外でも、パウダーファンデーションやフェースパウダー（お粉といわれているもの）の中にも、油分を含んでいるものがありますので、表示をよく確かめることです。油分は水だけでは落とせませんので、やはり純せっけんを使います。

純せっけんは化学物質を含んでいない分、肌にやさしいとはいえ、洗浄力は強力で、毎日使っていれば、肌は乾燥しやすくなります。健康で美しい肌を望むのなら、やはり水洗いに徹するのがいちばんです。

水洗いだけですませるためには、せっけんでなければ落とせないファンデーションを断たなければなりません。代わりに、油分や界面活性剤を含まないパウダーファンデーションやフェースパウダーに切り替えるか、それもいっさいやめるかどちらかで、私のおすすめはもちろん、ノーファンデーションです。油分や界面活性剤を含まないものでも、それをつけるときには肌をこすることになりますので。

女性にとってメイクは身だしなみのひとつであり、すっぴんで仕事に出かけることには抵抗があるようです。けれど、口紅やアイメイクなどのポイントメイクをしていれば、お客さんに会うときも失礼ではないし、相手は案外、ファンデーションをつけていないことに気づかないものです。

ファンデーションをつけていない肌はさらっとしていて、清潔そうで、肌自体にどこか品があるようにも感じられます。ファンデーションもなし、せっけんもなし、の生活を続けることで、肌はますますきれいになるはずです。ぜひノーファンデーションに挑戦していただきたいですね。

ちなみに、3章で登場していただいた3人の美しいお医者さんたちも、全員がノーファンデーションです。

男こそ絶対にスキンケアをするな!

最近では、女性ばかりか、スキンケアをする男性が増えているというのですが、とんでもないことです。男性の毛穴の大きさは、女性の倍以上もあります。毛穴が大きい分、化粧品に含まれる化学物質などの害を受けることになります。

日本で使うケミカルピーリングの薬剤は弱いものですが、アメリカでは皮膚がズルズルにむけるほど強いものをもちいますので、やけどやかぶれなどのトラブルも多いのです。中でも、男性は女性に比べてはるかにトラブルが多い。これは、男性の毛穴が大きいからにほかなりません。

私の患者さんにも、奥さんから、化粧水くらいつけなさい、クリームくらいつけなさい、などといわれて、つけはじめた男性たちがいます。彼らの肌は、マイクロスコープで診ると、スキンケアを熱心にしてきた女性たちのように、毛穴という毛穴が真っ赤に炎症しています。毛穴の大きい男性の場合、化粧品を短期間、使用しただけでも、大きなダメージになることが、このことからもわかります。

デパートの男性化粧品の売り場で、近頃はふつうに男性たちの姿を見かけるようになりました。日本の男性が過度なシャンプーで薄毛を早め、次は化粧品でケアを始めて肌の老化を早めるのかと思うと、残念な気持ちにさせられます。

毛穴が大きい分、男性が化粧品でケアなど始めると、あっという間に肌が老けるということを肝に銘じ、「女もすなるスキンケアといふものを男もしてみむとて……」などという気はゆめゆめ起こさないでいただきたいものです。

宇津木 龍一（うつぎ　りゅういち）
北里大学医学部卒業。日本で最初のアンチエイジング専門施設・北里研究所病院美容医学センターを創設。センター長を務める。日本では数少ないアンチエイジング治療専門の美容形成外科医。現在はクリニック宇津木流の院長として、シミ・しわ・たるみなど老化の予防と治療に従事している。著書に『「肌」の悩みがすべて消えるたった1つの方法』（青春出版社）がある。

クリニック宇津木流
info@clinic-utsugiryu.jp

シャンプーをやめると、髪《かみ》が増《ふ》える
抜《ぬ》け毛《げ》、薄毛《うすげ》、パサつきは“洗《あら》いすぎ”が原因《げんいん》だった！

2013年 8 月10日　初版発行
2020年11月15日　11版発行

著者／宇津木《うつぎ》 龍一《りゅういち》

発行者／青柳昌行

発行／株式会社KADOKAWA
〒102-8177　東京都千代田区富士見2-13-3
電話　0570-002-301（ナビダイヤル）

印刷所／図書印刷株式会社

製本所／図書印刷株式会社

ISBN 978-4-04-110527-6　C2077